骨刺中醫論治

二版

余明哲、范玉櫻／主編

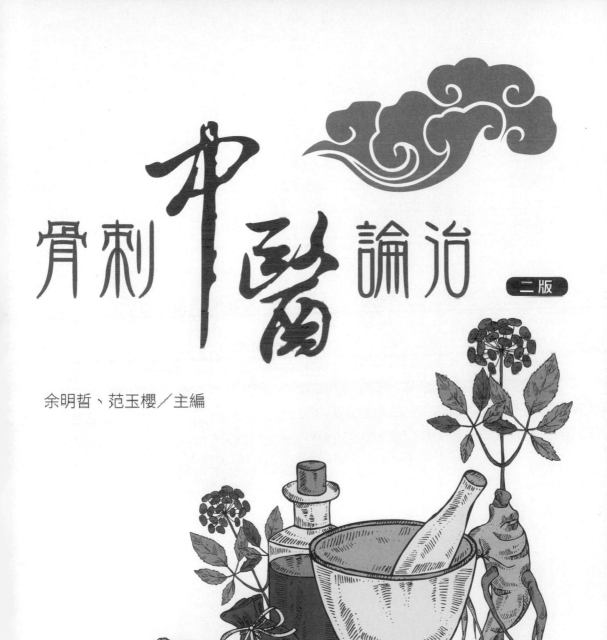

東大圖書公司

改版說明

　　余明哲、范玉櫻主編，朱忠春、彭美鳳、陳國樹、陽光正所編著之《骨刺中醫論治》，針對臨床中醫的骨刺病症、藥方、療法等資料作系統性的彙整，內容完整詳盡，為瞭解骨刺中醫的最佳教材。

　　本書自初版以來，承蒙讀者喜愛，此次修訂再版，除設計新式版面，使其更美觀大方；同時梳理文句，使字詞行文更臻完善，期望讀者在閱讀時更加舒適與流暢。

三民書局編輯部謹識

編寫說明

　　骨質增生又稱骨刺、骨贅、增生性關節炎，是指骨關節的骨或軟骨出現異常增生的一種狀態，現代醫學認為骨質增生症是因為運動不當、外傷、負重等非感染性（特異性）原因所致骨與關節軟骨損傷、骨與關節變性、生物力學改變引起的退行性病變。由於骨與關節的異樣改變，在摩擦過程中刺激壓迫血管、神經、軟組織，導致組織滲出、水腫，呈現炎症性病理特點，故又稱骨性關節炎、退行性關節炎，病變部位以負重的頸、腰、膝關節及跟骨為主，臨床表現為局部關節疼痛、肢體麻木、關節屈伸不利、活動受限，X 光片具有關節邊緣呈唇樣改變或骨刺形成等特徵性改變，為中老年人的常見病、多發病，其症情頑固，纏綿難癒，給病患帶來較大的精神痛苦，嚴重影響了患者的生活品質。

　　中醫認為本病發生由於腎虛骨失充養所致，腎虛則骨弱而不耐勞役，故運動不當或勞役過度則易發本病，腎虛而正不勝邪，外邪乘虛而入，內侵於筋骨，損傷經脈氣血，氣滯血瘀，故疼痛、腫脹、肢麻乏力。其病機特點是本虛標實，腎虛為本，氣滯血瘀為標。治療當標本同治，補腎壯骨治其本，活血通絡治其標。目前，本病的治療除適當休息、消除勞損因素外，西醫常採用手術治療，患者往往難於接受；而中醫從整體觀念出發，不僅重視本病的病因、證候表現，更重視其病變部位，採用辨證施治取得了較好的近期和遠期療效，例如中藥的內服、外敷、熏洗、離子導入、針灸療法等。為了進一步推動中醫藥在骨質增生治療上的運用，造福於廣大患者，我們查閱國內已發表的專業文章，收集當代臨床中醫醫家診治骨質增生（骨刺）之名方、驗方、有效良方以及臨床效果顯著的針灸療法，並提供了這些方藥和療法的系統資料，編成本書，希望對廣大醫務工作者臨證有所助益。

編者於

北京中醫藥大學

元培科學技術學院

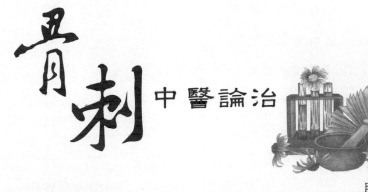

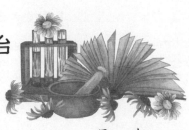

目　次

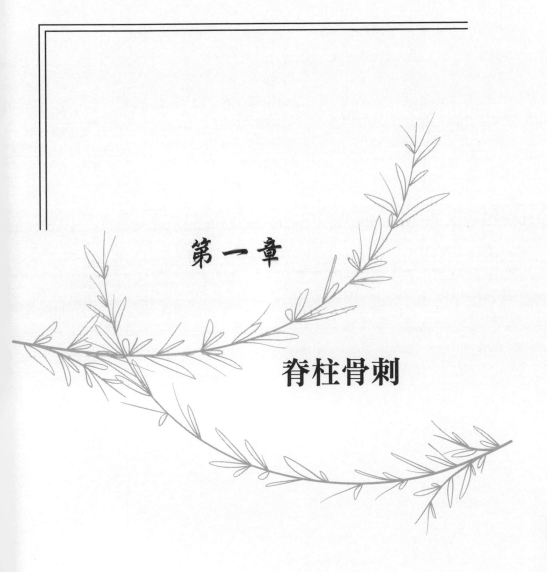

第一章

脊柱骨刺

第一章　脊柱骨刺

壹·頸椎骨刺

(一)中藥內服方

1.除痹逐瘀湯[1]

| 藥物組成 | 葛根 30 克，當歸 15 克，川芎 12 克，紅花 9 克，薑黃 12 克，劉寄奴 15 克，路路通 30 克，羌活 9 克，白芷、威靈仙各 12 克，桑枝 30 克，膽南星、白芥子各 9 克。 |

藥物組成 葛根 30 克，當歸 15 克，川芎 12 克，紅花 9 克，薑黃 12 克，劉寄奴 15 克，路路通 30 克，羌活 9 克，白芷、威靈仙各 12 克，桑枝 30 克，膽南星、白芥子各 9 克。

加減變化 氣虛者，加黃芪；熱鬱經絡者，加雙花藤 30 克；兼有內熱口苦、苔黃者，加黃芩或梔子或龍膽草 9～15 克；寒象明顯者，加製川烏、製草烏各 9 克。

功　效 袪風散寒，除濕，化瘀通絡。

適應病症 風寒濕痰閉阻之頸椎病，症見肩臂疼痛、麻木等。

用藥方法 水煎服，每日 1 劑，服 6 劑後停藥 1 天，12 天為 1 療程。

臨床療效 呂氏運用本方治療數例頸椎病，獲得滿意療效。

經驗體會 本方主要由 3 組藥物組成。方中羌活、威靈仙、桑枝、白芷袪風除濕，其中桑枝，《本事方》曾以單味煎服治療臂痛有很好的療效；當歸、川芎、紅花、薑黃、劉寄奴、路路通活血化瘀，特別是薑黃一味，既內行氣血，又外散風寒，為上肢痹痛之專藥，路路通與劉寄奴相伍，有通行十二經之功用。膽

---

[1] 呂同傑，〈略談增生性關節炎的中醫藥治療〉，《山東中醫雜誌》，1984，(1)：1。

南星善袪風痰，白芥子可搜剔皮裡膜外之痰，皆為除痰良品。此外，葛根一味，能「主……諸痺」（《本經》），有解痙止痛的作用。全方共奏袪風、散寒、除濕、化痰、通絡之功。

2. 李氏骨痺湯[2]

藥物組成 粉葛根、秦艽、靈仙、當歸各 20 克，白芍 30 克，延胡索、製川烏、獨活各 10 克，蜈蚣 3 條（去頭足），天麻 6 克。

加減變化 偏寒者，加桂枝、細辛、白芥子、製附片、淫羊藿；偏熱者，酌加板藍根、銀花、連翹；偏濕者，加茯苓、薏苡仁、蒼朮；氣虛血滯者，加黨參、丹參；腎虛者，加枸杞子、巴戟天。

功　　效 養血化瘀，散寒除濕，搜風解痛，軟堅散結。

適應病症 頸椎骨質增生。

用藥方法 水煎服。

臨床療效 本方治療頸椎骨質增生 262 例，痊癒 223 例，顯效 22 例，有效 12 例，無效 5 例，總有效率 98%。

經驗體會 頸椎骨質增生，臨床症狀屬中醫「痺證」範疇。其病因病機，古籍闡述甚詳，如《證治準繩》謂：「有風、有濕、有寒、有熱、有閃挫、有瘀血、有滯氣、有痰積，皆標也，腎虛其本也。《濟生方》謂：皆因體虛，腠理空疏受風寒濕氣而成痺也」。因此，凡肝腎不足，衛陽不固，則風寒濕熱等外邪易乘虛侵入，經絡受阻，氣血不暢，故頸項強掣，麻木痛著。治療大法，當袪風散寒，清熱利濕治其標；調治肝腎，活血通絡治其本，外邪除而筋骨得養，經絡通則疼痛解除。方中白芍、當歸、延胡索有養血散瘀，解痙止痛等作用；粉葛根、蜈蚣、天麻有搜風止痙，通絡散結，療肢體不遂之功；靈仙、秦艽、川烏、獨活能袪風散寒除濕通絡；白芥子溫化寒痰，利氣散結；桂枝、附片、細辛能溫

---

❷ 李德麒，〈骨痺湯治療頸椎骨質增生 257 例〉，《新中醫》，1985，⑽：33。

通散寒，偏寒者用之則除寒濕的作用更顯著。

3.頸椎骨刺丸[3]

藥物組成 白粉霜 7.5 克，珍珠粉 0.15 克，乳香、沒藥各 6 克，冰片 1.5 克，黃連 3 克，牛黃 0.6 克，麝香 0.15 克，礞石 3 克，雄精 25 克，槐角 12 克，白芷 15 克。

功　效 清熱解毒，活血化瘀，祛風豁痰。

適應病症 頸椎骨刺屬熱毒瘀血、風痰者。症見頸後及肩臂痠麻刺痛，兼有心煩不寐，舌質紅或深紅，舌質有瘀點或瘀斑，舌苔薄黃而膩，脈弦數有力。

用藥方法 將上藥共為細末，麵粉 50 克糊丸，如綠豆大小，朱砂 15 克為衣。每劑可製丸 800 粒。每天服 1 次，睡前服，每次服 3 丸，連服 3 個月。

臨床療效 本方在消除症狀，緩解疾病方面，有良好療效。

經驗體會 本方由《外科全生集》之「犀黃丸」、「醒消丸」及雷氏「六神丸」加減而成。方中槐角除邪熱，療絕傷；黃連清心除煩；牛黃、冰片、珍珠清熱熄風，通竅豁痰，鎮心定驚；麝香辛竄入絡通竅活血；白粉霜、礞石、雄精下痰利水；乳香、沒藥活血定痛；白芷辛香，祛風止痛；朱砂鎮心安神。諸藥合用，共奏清熱解毒，活血化瘀，祛風豁痰之功，故可治熱毒瘀血、風痰為患之頸椎骨刺。方中白粉霜為輕粉的再製品，該品雖燥烈有毒，但每日服用量甚低，長期服用，不致中毒。

4.頸椎增生方[4]

藥物組成 桂枝 12 克，白芍 30 克，木瓜 10 克，雞血藤 20 克，威靈仙 20 克，桑寄生、杜仲、川斷、狗脊各 15 克，骨碎補、蓯蓉各 12 克，蜈蚣 1 條。

加減變化 伴頭暈，加天麻、鉤藤；手臂麻木、痹痛，加羌活、絲瓜絡、豨薟草。

---

[3] 張家禮，〈治療頸椎骨刺的有效新方〉，《成都中醫學院學報》，1988，(3)：23。

[4] 黃宗，〈我治療頸椎骨質增生經驗〉，《福建中醫藥》，1990，(2)：2。

| 功　　效 | 補肝腎，活絡止痛。 |

| 適應病症 | 頸椎骨質增生症。 |

| 用藥方法 | 水煎服，日 1 劑。 |

| 臨床療效 | 內服本方，配合中藥外洗，治療頸椎病 38 例，痊癒 23 例，顯效 9 例，有效 6 例，總有效率 100%。 |

經驗體會 頸椎骨質增生，中醫無此病名，但從本病臨床表現，乃屬於中醫痹證範疇，與中醫「骨痛」、「骨痹」相類似。此病多發生在四、五十歲以上的人，因年老腎氣不足，易受風寒濕邪侵襲，以致氣血運行不暢，經絡阻滯，故現頸項強直，掣引肢臂，痛著麻木。《靈樞經》說：「邪在腎，則病骨痛」；因腎主骨，生髓於腦，特別是腎氣虛不能生髓充骨，是骨質退行性變化的主要內在因素，因此治療本病當以補腎為主，佐以祛瘀。內服方中肉蓯蓉、骨碎補入腎充髓；桑寄生、杜仲、川斷、狗脊補肝腎，強筋骨；白芍養血斂陰，柔肝止痛；木瓜祛濕舒筋；桂枝溫經散寒，通暢血脈；再加雞血藤、絲瓜絡等藥，行氣活血，通經活絡；更以威靈仙走竄通絡，不僅能增強健腎舒筋作用，且可以收到「通則不痛」之效。

5.羅氏加味身痛逐瘀湯[5]

藥物組成 秦艽 10 克，川芎 6 克，桃仁、紅花各 10 克，羌活 8 克，沒藥、當歸、靈脂、香附、牛膝、地龍、威靈仙各 10 克，葛根 20 克，甘草 6 克。

加減變化 上肢麻木疼痛較劇者加桂枝、桑枝各 10 克；肩背疼痛較劇者加薑黃 10 克。

| 功　　效 | 通經逐瘀，祛風除濕，濡潤筋脈，理血止痛。 |

| 適應病症 | 頸椎骨質增生所致的頸椎病。 |

| 用藥方法 | 水煎服，每日 1 劑。 |

---

[5] 羅青山，〈加味身痛逐瘀湯治療頸椎病 45 例小結〉，《湖南中醫雜誌》，1995，(2)：28。

臨床療效　治療 45 例，其中痊癒 18 例，占 40%；顯效 19 例，占 42.2%；有效 6 例，占 13.3%；無效 2 例，占 4.5%；總有效率 95.5%。

經驗體會　頸椎病，現代醫學又稱退行性骨質病變，根據其臨床特點，屬於中醫「痹證」範疇。《醫林改錯》：「凡肩痛、臂痛、腿痛或週身疼痛，總名曰痹」。《類證治裁·痹證》：「諸痹，良由營衛先虛，腠理不密，風寒濕邪乘虛內襲，正氣為邪所阻，不能宣行，因而留滯，氣血凝澀，久而成痹」。其主要病機為經絡阻滯，氣血運行不暢，不通則痛。清·王清任所製身痛逐瘀湯，係用桃仁、紅花、沒藥、當歸、牛膝、地龍、川芎、靈脂通經逐瘀止痛；香附理氣開鬱，氣行則血行；秦艽、羌活祛風除濕；加葛根升津和營，濡潤筋脈；威靈仙性善走竄，能通經絡，祛風濕止痛，還能消骨鯁咽；甘草調和諸藥。諸藥共奏通經逐瘀，祛風除濕，濡潤筋脈，理血止痛之功，故對頸椎病神經根型有較好療效。

6.強骨散❻

藥物組成　熟地黃、山茱萸、巴戟天、菟絲子、當歸、川芎、桃仁、紅花、製乳香、製沒藥、葛根、生麻黃、細辛、赤芍藥、威靈仙、骨碎補、地龍、露蜂房、土鱉蟲、雞血藤、天南星、天麻等（原文未標示劑量）。

功　　效　滋肝補腎、填精益髓、強筋健骨、祛風化痰、溫經活血止痛。

適應病症　頸椎增生。

用藥方法　上藥晾乾或烘乾，共為細粉，日 2 次，每次 10 克，早晚飯後用少量黃酒加溫開水沖服。連服 1 個月為 1 療程。

臨床療效　治療 300 例，其中臨床治癒（經 1～3 個療程治療，臨床症狀、體徵消失，活動自如，恢復正常工作，觀察 1 年以上未復發者）234 例（其中神經根型 98 例，基底動脈型 72 例，混合型 64 例；中醫辨證屬氣滯血瘀型 94 例，肝腎兩虧型 58 例，氣血虧虛型 53 例，風寒濕痹型 29 例）；顯效（經 1～3 個療

---

❻ 王承訓，〈強骨散治療頸椎增生 300 例〉，《山東中醫雜誌》，1995，(7)：305。

程治療，臨床症狀、體徵基本消失，活動自如，勞累受冷無不適感，但頸椎仍有壓痛，觀察 1 年偶有反覆者）42 例（其中神經根型 10 例，基底動脈型 11 例，混合型 21 例；中醫辨證屬氣滯血瘀型 13 例，肝腎兩虧型 16 例，氣血虧虛型 6 例，風寒濕痹型 7 例）；好轉（經 1～3 個療程治療，臨床症狀、體徵部分消失，停藥後仍有反覆者）15 例（其中神經根型 7 例，基底動脈型 1 例，混合型 7 例；中醫辨證屬氣滯血瘀型 9 例，肝腎兩虛型 1 例，氣血虧虛型 5 例）；無效（服藥 1～3 個療程後，症狀、體徵無明顯變化者）9 例（其中神經根型 1 例，混合型 3 例，脊髓型 5 例；中醫辨證屬氣滯血瘀型 1 例，肝腎兩虧型 1 例，氣血虧虛型 1 例，風寒濕痹型 6 例），總有效率 97%。

經驗體會　本病的發生與肝腎有密切關係，因腎主骨、肝主筋、筋附骨，中年以後，肝腎漸虛，精血虧損，骨髓失養，故腎虛不能主骨，肝虛不能榮筋，筋骨失榮是本病的主要病理基礎，加之過勞、外傷、風寒濕邪乘虛侵襲人體，客於經脈骨節，造成氣血瘀滯，經脈閉阻，氣血不通。頸椎為一身活動之樞機，最易損傷，「至虛之處乃是邪客之所」。又頸椎乃太陽、督脈所過之地，邪氣阻遏，影響太陽經脈之暢通、腎精之上達、督脈氣血之溫潤，致使頸椎失榮而發生骨質增生。治療以養肝補腎治其本，活血祛瘀、溫經通絡治其因，搜風化濕、通痹散寒治其標。強骨散方中熟地黃養血滋陰、補精益髓；山茱萸益肝補腎；巴戟天補骨助陽、祛風除濕；菟絲子補陽益精，治腰膝痠痛；當歸、川芎養血活血、通絡止痛；桃仁、紅花活血祛瘀、止痛散腫；土鱉蟲破血祛瘀、續筋接骨；乳香、沒藥活血止痛、散腫生肌；葛根生津、通經解痙；赤芍祛瘀行滯、活血通絡、緩解疼痛；麻黃溫經散寒，治風濕痹痛；細辛，《本草正義》謂：「善開結氣，宣瀉瘀滯，而能上達巔頂，通利耳目，旁達百骸，無微不至，內之宣通經絡而疏百節，外之行孔竅而直達肌表」；威靈仙，《本草正義》謂其以走竄消散積濕痰飲，血凝氣滯，諸實宜之；蜂房祛風利濕，主治風濕痹痛；明天麻，《經寶本草》謂之：「祛風濕痹，四肢拘攣，小兒風癇驚悸，利腰膝，強

筋力」；地龍通利經絡，治寒濕痹痛，與赤芍配伍治療肢節屈伸不利；骨碎補補腎活血、續筋；雞血藤行血補肌，舒筋活絡；天南星燥濕化痰、祛風止癢。全方共奏滋肝補腎、填精益髓、強筋健骨、活血祛痰、祛風除濕、搜風化痰、溫經止痛之功。臨床體會到滋肝補腎，活血化瘀，祛風除濕，搜風化痰，具有改善微循環，提高人體抵抗能力，又可調節植物神經和多種體液因素的功用，從而增進關節周圍組織的血液循環，保護細胞膜，改善營養狀態，減少關節滲出，促進液體吸收，使致痛物質的堆積減少，以解除僵痛症狀，促進功能恢復，而達到治療本病的目的。

　(二)中藥熏洗外敷方

1.骨質增生外貼 I、II 方[7]

※外貼 I 方

藥物組成　鹿角膠 20 克，龜板膠 10 克，黃芪 20 克，象牙屑、乳香、沒藥、川芎、地龍、穿山甲各 10 克，血竭、冰片各 1 克，蟾酥、麝香各 0.2 克。

功　　效　活血化瘀，通絡止痛，補骨消增。

適應病症　血瘀型頸椎增生。

用藥方法　以上藥物，除麝香、蟾酥、血竭、冰片外，共為細末。每帖膏藥用米醋 500 ml，放小鋁盆內熬到用筷子挑起不向下流為宜。將已研好的冰片、蟾酥、麝香、血竭均勻地撒在膏藥上，趁熱貴頸部，膠布固定。每 3 天更換 1 次，6 次為 1 療程。

臨床療效　治療血瘀型頸椎增生 236 例，其中痊癒 191 例，顯效 20 例，有效 17 例，無效 8 例，總有效率 96.6%。

---

[7] 王令喜，〈外貼膏藥治療頸椎增生 276 例〉，《山東中醫雜誌》，1991，(1)：21。

※外貼 II 方

藥物組成 鹿茸、全蠍、馬錢子各 6 克，防風、川烏、草烏、烏蛇各 20 克，黃明膠、透骨草各 10 克，蜈蚣、蒼耳蟲各 3 條，樟腦 2 克，麝香 0.2 克。

功　效 祛風散寒，通絡止痛。

適應病症 風寒型頸椎增生。

用藥方法 上藥除麝香、樟腦、蒼耳蟲外，共為細末，熬貼方法同上。

臨床療效 治療風寒型頸椎增生 40 例，其中痊癒 33 例，顯效 7 例，總有效率 100%。

經驗體會 骨質增生膏重用鹿角膠、龜板膠，溫補腎陽兼補腎陰，含有陰中求陽之義；配黃芪大補元氣，使氣旺促血行；用血竭、川芎、乳香、沒藥，活血化瘀、消腫止痛；穿山甲、地龍疏通經絡；伍蟾酥、象牙屑、冰片以其辛散之力，促使一切瘀血結聚由內外出；又妙在用米醋活血化瘀、軟堅散結；麝香通絡開竅，助諸藥透骨消增，直搗病所。麝香鹿茸膏中重用鹿茸、黃明膠溫補腎陽、強筋健骨；配川烏、草烏、防風、透骨草祛風寒；用烏蛇、蜈蚣、全蠍通經活絡；伍馬錢子、蒼耳蟲散結消增；又妙用麝香、樟腦以其辛溫走竄之性活血止痛，引藥直達病所。諸藥共奏溫腎散寒，活血通經、透骨消增之功。兩種外貼膏藥均具有使用簡便、取效迅速、作用持久的優點，雖有輕微刺激症狀，但仍不失為較理想的外治藥物和方法。

2.活血止痛靈[8]

藥物組成 白芷 500 克，當歸 50 克，紫草 30 克，紅花 50 克，威靈仙 60 克，防風 35 克，透骨草 40 克，花生油 1000 ml。

功　效 活血化瘀，通行經絡，行氣止痛。

---

❽ 陳元成，〈應用活血止痛靈配合刮痧治療頸椎病療效觀察〉，《河北中西醫結合雜誌》，1996，⑵：56。

適應病症 頸椎骨質增生。

用藥方法 先取白芷、威靈仙、當歸放入花生油中浸泡 2 天，然後加熱上述油溶液 2 個小時，再將紫草、紅花、防風、透骨草等分次加入上述油溶液中。約過 30 分鐘後，趁熱過濾，冷卻至油溫 50°C 左右，裝瓶備用。以活血止痛靈為潤滑劑，刮拭督脈、足太陽、足少陰、足陽明、手太陰等經絡穴位。

臨床療效 治療 30 例，其中顯效 12 例，占 40%；有效 17 例，占 57%；無效 1 例，占 3%；總有效率 97%。

經驗體會 頸椎病是以疼痛、麻木為主要症狀，中醫歸之於「痹證」範疇。《素問・痹論篇》曰：「風寒濕三氣雜至，合而為痹也」，風寒濕三氣阻滯於經脈，氣血運行被阻故痹痛，邪氣深入，營衛不暢致經絡空虛，肌膚失榮故不仁。根據病變部位及經絡的循行採取局部與遠道相結合的選穴方法，用活血止痛靈潤滑劑配合刮痧治療頸椎病效果顯著。刮痧是以刮拭經絡穴位，刺激皮膚使皮下充血，毛細血管擴張，刮痧同時又促使活血止痛靈中的有效成分的透皮滲入，以疏通經絡氣血的阻滯，使經氣流暢，衛外有權，則風寒濕三氣無所依附而痹痛得解。活血止痛靈中的白芷、防風，祛風解表、消腫止痛；威靈仙、透骨草等通行經絡、祛風除濕止痛；當歸、紅花活血化瘀止痛；紫草清熱涼血，據報導紫草油有殺菌、消炎止痛等功效，所以應用活血止痛靈，協助刮痧既起到潤滑劑的作用，又發揮了藥物的活血化瘀，通行經絡、行氣止痛的作用。

貳‧腰椎骨刺

㈠中藥內服方

1.骨質增生方[9]

藥物組成　當歸、川斷、杜仲、羌活、獨活、炒乳香、炒沒藥各 15 克，蜈蚣 2 條，細辛、甘草各 6 克，熟地 12 克，附子 10 克，肉桂 3 克，寄生 30 克，烏梢蛇、丹參、牛膝各 12 克。

功　　效　補腎溫陽，祛風散寒，化瘀通絡。

適應病症　腰椎骨質增生症。

用藥方法　水煎服，日 1 劑。同時配合黑鹽散（黑豆、食鹽各 1000 克，食醋 500 克）外敷。

臨床療效　50 例經治療後，疼痛消失，能參加勞動 44 例；腰痛明顯減輕，自覺症狀好轉 5 例；無效 1 例；總有效率 98%。

經驗體會　腎精虧虛、骨髓不充，感受外邪，氣血瘀滯，脈絡不通，腰失濡養為本病的主要原因。故方中以當歸、丹參、炒乳香、炒沒藥、烏梢蛇、蜈蚣活血通絡化瘀；熟地、寄生、川斷、杜仲、川牛膝、附子、肉桂以溫陽補腎散寒；羌活、獨活、細辛以祛風除濕而止痛；再佐以外敷黑鹽散溫腎散寒止痛，內外合治，故療效較佳。

2.助陽化瘀湯[10]

藥物組成　杜仲 15 克，淫羊藿葉 12 克，肉蓯蓉 18 克，補骨脂 10 克，鹿銜

---

[9] 呂雲劍，〈內外合治腰椎骨質增生症 50 例〉，《四川中醫》，1987，⑶：35。

[10] 王志月，〈助陽化瘀湯治療腰椎增生 108 例〉，《江蘇中醫雜誌》，1987，⑹：22。

草、當歸各 12 克，丹參 30 克，紅花、萊菔子各 10 克。

| 功　　效 | 補肝益腎，助陽化瘀，通絡除痹。 |

| 適應病症 | 腰椎骨質增生。 |

| 用藥方法 | 日 1 劑，水煎服。 |

| 臨床療效 | 治療 108 例，其中臨床治癒 84 例，顯效 20 例，好轉 4 例，總有效率 100%。 |

| 經驗體會 | 方中杜仲甘微辛溫，補益肝腎，肝主筋，腎主骨，肝充則筋健，腎充則骨壯；肉蓯蓉甘而微溫，鹹而質潤，具有補陽而不燥，滋潤而不膩的特點；補骨脂補腎壯陽，為腎虛腰痛常用之品；當歸甘補辛散，苦瀉溫通，既能補血，又可活血；丹參有祛瘀通絡之功；紅花則有活血通絡，祛瘀止痛的作用；淫羊藿葉、鹿銜草既能補腎陽、強筋骨，又能祛風濕、治痹痛。 |

3. 抗骨質增生飲[11]

| 藥物組成 | 大獨活、川續斷、懷牛膝各 15 克，海桐皮 30 克，大秦艽 18 克，川杜仲、威靈仙、全當歸、廣地龍各 10 克，巴戟天 12 克，金狗脊、骨碎補、生甘草各 9 克。 |

| 加減變化 | 熱盛加防己、絲瓜絡；寒盛加黑附子、製川烏；濕盛加苡仁、豨薟草；風盛加防風、羌活；大便秘結加大黃；劇痛加玄胡、沒藥；氣血兩虛加黨參、黃芪、熟地、黃精。 |

| 功　　效 | 補益肝腎，強筋健骨，活血通絡，消腫散結。 |

| 適應病症 | 脊椎骨質增生。 |

| 用藥方法 | 每日 1 劑，水煎 2 次，早晚分服。重症，每天服 2 劑，10 日為 1 療程，休息 3～5 日，再進行第 2 療程。 |

| 臨床療效 | 治療 54 例，其中痊癒 41 例，好轉 10 例，無效 3 例，總有效率 94.4%。 |

---

[11] 曾沖，〈抗骨質增生飲治療腰椎增生 54 例〉，《新疆中醫藥》，1988，⑴：31。

經驗體會 本方是以中醫「腎主骨」、「肝主筋」、「腰為腎之府」的理論為指導，以「虛則補之」為旨，按中醫「通則不痛」之理，治以補益肝腎、強筋健骨、活血通絡、消腫散結之意而組方，以求達到化骨刺，抑制骨質增生之目的，從而解除腰背酸脹麻木疼痛症狀，使病情改善，疼痛減輕，促使功能恢復。方中金狗脊、懷牛膝、川杜仲、川續斷補益肝腎、壯筋骨，利關節，止痹痛，通血脈；佐以威靈仙、海桐皮祛風除濕，通絡止痛；大秦艽為三痹必用之藥，配合大獨活祛風、除濕、止痛；骨碎補益精填髓、補腎、活血鎮痛；巴戟天補肝腎、健筋骨、祛風濕；全當歸補血活血，消腫止痛，促進局部血循，祛瘀生新、緩解疼痛；以透骨搜風之蟲類藥廣地龍功專搜剔，通利經絡，引藥直達病所，增強祛風除濕、行血止痛功效；生甘草性味甘平，能緩急止痛，調和諸藥。各藥組合，可使骨刺緻密質變成疏鬆組織易吸收。腰椎骨質增生為一慢性疾患，病情經過緩慢，常因受累或輕傷引起疼痛，療程較長，故在堅持服藥的同時，若結合推拿、按摩等物理治療，並加強體育鍛鍊，收效更佳，可提高治癒率，減少本病復發。

4.通經活絡湯[12]

藥物組成 刺三甲 20 克，入地金牛 15 克，血藤 20 克，鐵腳威靈仙、走馬風、丟了棒各 15 克，三椏苦 20 克，穿破石 15 克，五指毛桃 15 克，九節風 20 克，石楠藤 15 克。

加減變化 血瘀氣滯者，去五指毛桃，加當歸 15 克；風寒濕盛者，去血藤、走馬風，加蒼朮、半夏、蠶砂各 10 克；有濕熱者，去血藤、石楠藤，加虎杖 15 克，路路通 20 克；腎虛者，去三椏苦、穿破石，加千斤拔 30 克、當歸 10 克；肌肉萎縮、筋腱拘攣者，去穿破石、三椏苦，加千斤拔 30 克，當歸、骨碎補各 15 克。

---

❶❷ 陳昌源，〈中草藥治療坐骨神經痛 124 例〉，《廣西中醫藥》，1988，(2)：6。

功　　效	通經活絡，祛風止痛。

適應病症	腰椎骨質增生。

用藥方法	水煎服，每日 1 劑。

臨床療效 治療 124 例，其中治癒 90 例，顯效 15 例，有效 10 例，無效 9 例，總有效率 92.8%。

經驗體會 腰椎骨質增生引起的坐骨神經痛，屬中醫「痹證」範疇，該證日久病深可變成痿證。然痹之起因，有跌打勞傷、瘀血氣滯，有外感風寒濕氣，有痰濕內鬱，有內傷七情、氣血虛損、腎氣不足等，各不相同。而臨床中各種因素，又往往兼而有之，故治療應審時度勢辨證施治，在通經活絡為主時，不忘治其兼症，除其病根方可奏效。再則此病多為頑症，不論何種起因，日久終至耗傷正氣，損及腎元，故在基本方的基礎上應適當加入補血、補氣、壯腎強筋之品。基本方中之 11 種草藥是廣西民間跌打風濕的常用藥，經臨床證實有較好的通經活絡，祛風止痛作用。方中血藤長於祛風、活血，據現代醫學實驗證實血藤、五指毛桃有類似維生素 B12 作用，可營養神經；九節風、穿破石善於散瘀去積；入地金牛、丟了棒、刺三甲能消腫止痛、活血去瘀；鐵腳威靈仙、石楠藤、走馬風的舒筋活絡功力最大；三椏苦、入地金牛又能清熱除濕；另外虎杖能清熱祛濕、化痰、活血散瘀，是風濕性關節炎首選草藥；路路通可祛風通絡、除濕熱、利關節；千斤拔祛風濕、壯腰膝。由於藥症合拍，用之自能奏效。

5.益腎壯骨湯[13]

藥物組成 熟地黃 15 克，白朮 10 克，龜板 30 克，大棗 10 克。

加減變化 陽虛者加淫羊藿 15 克、續斷 10 克；陰虛者加枸杞子 10 克；臀部及下肢痛明顯者加木瓜、懷牛膝各 10 克；屈伸不利者加雞血藤 20 克、白芍 10 克；外傷兼血瘀者加廣三七 6 克；寒邪誘發者加獨活 6 克；服藥後胃脘脹滿者，

---

[13] 張道誠，〈益腎壯骨湯治療腰椎肥大症 61 例小結〉，《中國骨傷》，1988，(3)：47。

用砂仁 4 克拌熟地 10 克。

功　　效　補精填髓，強壯筋骨，養血止痛。

適應病症　腰椎肥大症。

用藥方法　文火濃煎 4 次，1 日服 2 次，1 劑服 2 天。痛明顯者 1 日 1 劑，分 3 次服。

臨床療效　治療 61 例，其中顯效 30 例，有效 26 例，無效 5 例，總有效率 91.8%。

經驗體會　腰椎肥大屬中醫「腰痛」範疇，在中老年患者中較為常見，青年人也有發生，病多纏綿難癒，臨床起病緩慢，最初階段無明顯症狀，常覺背部有間隙性隱痛或僵硬感，多數在早晨起床或久坐起立時疼痛加重，稍活動後，反而疼減。每當不慎感寒或跌仆閃後，腰部疼痛劇烈，不能俯仰，轉側艱難，常伴有髖部及下肢掣痛，或麻木，重者下肢活動困難等為特徵。中醫雖無此病名，但歷代醫家對腰痛一症有精闢論述，如《素問·脈要精微論》最先指出：「腰者腎之府，轉搖不能，腎將憊矣」。《諸病源候論》已認識到「夫腰痛皆由傷腎氣所為，腎虛受於風邪，風邪停積於腎經，與血氣相博，久而不散，故久腰痛」的病機。《醫學心悟》還制定了「大抵腰痛，悉屬腎虛，既挾邪氣，必須祛邪，如無外邪，則補腎而已」的治療大法。《證治彙補·腰痛》同時也提出：「治惟補腎為先，而後隨邪之所見以施治，……久痛宜補真元，養氣血」。綜上所述，可見本症以腎虛血虧，骨失所養為病之本，外邪或外傷及誘發為標。筆者根據「腎藏精，精生髓，髓充骨」機理，擬定了補精填髓，強壯筋骨，養血止痛之治療法則，方中熟地養血滋陰，補精益髓為君，配補氣健脾，益氣生血的白芥子為臣，二藥配伍在於先後二天相互滋生，動靜結合，滋而不膩，補而不滯，使水穀精微所化生的氣血不斷充養腎精，腎精充盈，骨骼得到髓的充分滋養而堅固；佐以龜板滋陰填精，補腎強督，此藥為血肉有情之品，非無情草木所能比擬；大棗既有健脾和胃，補養強壯之功，又有調和諸藥之用。藥僅 4 味，力專而宏，經臨床觀察治療腰椎肥大症效果較為滿意。本方味厚、以補為專長，

可久服無損，既能很快止痛，又可鞏固療效，對於反覆發作者，每次應用仍可獲效。

6.腰腿痛膠囊[14]

【藥物組成】馬錢子 700 克，全蠍、地龍、土鱉各 70 克，鹿角粉 50 克，甘草 30克，朱砂 10 克。

【功　　效】活血化瘀，祛風除濕，行痹止痛。

【適應病症】腰椎骨質增生。

【用藥方法】先將馬錢子浸泡於清水中 5 天，每天換 1 次水。接著煮沸 3 次，撈出曬乾。加香油（香油是馬錢子的 1/5 量），炸至有響爆之聲，外呈棕褐色、切開內呈黃褐色為度。將全蠍、地龍、土鱉、甘草四藥於清水中洗淨曬乾，焙黃脆為度。再將鹿角鋸成小段，每段約 5 公分長，加熱水浸泡半天，用蒸籠蒸透（約 1～2 小時），趁熱劈成碎片，曬乾。最後將朱砂用吸鐵石吸除鐵屑，研成細末，另包。把前 6 味藥呈混合粉麵狀兌入朱砂，裝入膠囊。每粒 0.5 克重，備用。每晚睡前用糖開水送服 2 粒。20 天為 1 療程，療程之間間隔 3～5 天。1療程後若無效，可加服 1 粒。一般用藥 1～3 個療程可癒。使用本方必須嚴格掌握劑量。年老體弱服藥後 3 小時內避免活動，有嚴重心臟病者慎用，孕婦忌用。

【臨床療效】治療腰腿痛 204 例，其中痊癒 112 例，顯效 67 例，好轉 16 例，無效 9 例，總有效率 95.6%。最短者，服藥 1 個療程獲效，最長者，服藥 6 個療程獲效，平均服藥 2.5 個療程獲效。

【經驗體會】本方是根據腰腿痛多因素體氣血不足，風、寒、濕邪侵襲，致痰濁瘀阻而精心篩選配製的一個新的治療腰腿痛劑型，具如下四個特點：其藥味少，是遵其藥不貴繁，獨選其能之意；其藥量重，馬錢子是本方主藥，取其開通經絡、透達關節之力，用量占全藥量的 70%。1 次藥量（1 克）中含 0.7 克馬錢

[14] 許青，〈腰腿痛膠囊治療 204 例腰腿痛的療效觀察〉，《遼寧中醫雜誌》，1988，⑾：17。

子，筆者臨床觀察雖然用馬錢子量超過了中國藥典規定藥量，但從未出現不良反應，相反只有用足馬錢子的劑量，才能起到良好的治療作用；蟲類多，7味藥中蟲類藥占 3 味，藥量占總藥量的 21%，主要取其搜風剔邪之能，以助馬錢子祛風除濕止痛之功；製法新，馬錢子與蟲類藥物均有毒，從製法上考慮到了去其毒而存其性，用甘草是為了調和諸藥和減低毒性。馬錢子苦，蟲類藥腥，用膠囊以避其苦腥，又善於保存。臨床證明，腰腿痛膠囊確有適應性廣，服用方便，療效可靠，價格低廉的特點。

7.升降定痛湯[15]

藥物組成　黃芪、懷牛膝、丹參、自然銅（先煎）各 30 克，茯苓、白朮、杜仲、桃仁、紅花、升麻各 10 克，桑寄生、雞血藤、川斷各 15 克，補骨脂 12克，甘草 6 克，大棗 3 枚。

加減變化　氣虛嚴重者，重用黃芪 60 克，加黨參或太子參 15 克；腎虛較重者，重用桑寄生 30 克，加女貞子、旱蓮草或狗脊各 15 克；外感風寒濕邪，阻閉經絡而腰痛加重者，加用獨活、秦艽各 10 克，防風 15 克，桑枝、忍冬藤各30 克；熱象明顯者，加銀花、蒲公英各 30 克；寒象較重者，加附子或川烏、草烏各 10 克。

功　　效　益氣健脾補腎，活血化瘀通絡，升降止痛。

適應病症　腰椎骨質增生症。

用藥方法　每日 1 劑，水煎取汁，早晚分服，15 日為 1 療程。

臨床療效　120 例患者經 1～4 個療程治療，其中痊癒（疼痛消失，外觀正常，不影響一般體力勞動，1 年內無復發，X 光片骨質增生減輕）75 例，占 62.5%；顯效 45 例，占 37.5%；總有效率 100%。

經驗體會　腰椎骨質增生多見於 40 歲以上的中老年身體虛弱者。因中年以後，

---

[15] 甘聚珊，〈升降定痛湯治療腰椎增生 120 例〉，《浙江中醫雜誌》，1989，(9)：404。

肝腎功能漸衰，腎虛不能生骨，肝虛不能養筋而致。《醫宗金鑑》曰：「腰痛腎虛風寒濕，痰飲氣滯與血瘀」。所以，臨床上骨質增生多以腎虛為本，外受風寒濕邪，使經脈不通，瘀血凝滯，從而形成骨刺，壓迫神經而牽引下肢疼痛。故方中應用黃芪、白朮、茯苓益氣健脾；桑寄生、補骨脂、川斷、杜仲滋補肝腎；丹參、桃仁、紅花、雞血藤活血化瘀通絡；升麻為升提之要藥，懷牛膝引血下行，二藥合用，一升一降通調氣機，使氣血通暢，達到止痛目的；自然銅有接骨止痛之效；甘草、大棗調和諸藥且有補氣之功。綜觀全方，益氣健脾、補腎、活血化瘀通絡、升降止痛，使脾氣健、氣血生、腎氣充、瘀血散、疼痛除、氣機通，從而達治療目的。

8. 加味烏頭湯[16]

藥物組成 製川烏 15 克，製草烏 10 克，黃芪 25 克，麻黃 10 克，木瓜 35 克，川斷、狗脊各 20 克，白芍 35 克，桃仁 15 克，土鱉蟲 10 克，蜈蚣 2 條，甘草 10 克。

功　效 溫經止痛，活血通絡，補腎壯腰。

適應病症 腰椎管狹窄症。

用藥方法 先將烏頭加水煮煎 30 分鐘，再入其餘藥物，煎 40 分鐘，共煎 2 次，收取藥液 300 ml。每日 1 劑，分 3 次溫服，1 個月為 1 療程。

臨床療效 治療腰椎管狹窄症 35 例，有效率 100%。

經驗體會 椎管狹窄症臨床以脊神經根或脊髓壓迫症狀為主要表現，尤以馬尾神經受累症狀最為多見。患者多有腰痛劇烈、下肢麻木酸脹、屈伸不利，具有明顯的喜熱惡寒之感，故屬於中醫「痛痹」範疇。烏頭湯方中以烏頭、麻黃溫經散寒、除濕止痛為主，芍藥、甘草緩急止痛為輔，佐以黃芪益氣固表，並能

---

[16] 李廷富等，〈烏頭湯加味治療腰椎管狹窄症 35 例觀察〉，《黑龍江中醫藥》，1990，(5)：22。

通利血脈。「腰為腎之府」，故在方中加入川斷、狗脊、木瓜以補腎壯腰，又可助烏頭、麻黃溫散。久病多瘀，故加桃仁、土鱉蟲、蜈蚣活血祛瘀通絡，收效甚佳。治療本症烏頭是必用之藥，筆者觀察隨著烏頭用量的增加，其鎮痛效果越明顯，但因烏頭有毒，用量上要因人而異。筆者體會對長期飲酒、吸菸或長期應用止痛藥治療者劑量適當加大方能奏效。

9.補腎通痹湯[17]

藥物組成 鹿角霜、鹿蹄草、肉蓯蓉、熟地黃各 15 克，巴戟天、炙狗脊、懷牛膝、川續斷各 10 克，製附子 8 克，薏苡仁 30 克，楮實子 15 克，地鱉蟲 5 克。

加減變化 腰部熱痛，遇溫加劇者，去製附子，加綠心豆 30 克；大便溏者，去熟地黃、肉蓯蓉，加補骨脂、骨碎補各 10 克；體虛自汗者，去地鱉蟲，加黃芪 20 克；下肢麻木者，去熟地黃、製附子，加桑寄生、天麻各 10 克。

功　　效 補腎強筋，通絡宣痹。

適應病症 肥大性腰椎炎。

用藥方法 水煎，分 2 次口服，15 劑為 1 療程。

臨床療效 治療 280 例，其中痊癒（疼痛消失，腰部活動自如，1 年後隨訪無復發者）162 例；顯效（疼痛消失，腰腿活動部分受限，1 年內有復發，但服藥效果仍有效者）81 例；有效（疼痛減輕，腰腿活動受限或不能堅持治療者）32 例；無效 5 例；總有效率 98.2%。

經驗體會 肥大性腰椎炎屬於本虛標實之症，故臨床治療當標本兼顧，以補肝腎，強筋骨治其本，溫陽散寒利水，通絡宣痹治其標，外邪除，筋骨得養，經絡暢通則疼痛除。補腎通痹湯方中以鹿角霜、熟地黃、肉蓯蓉、巴戟天、懷牛膝、川續斷、炙狗脊補肝腎，強筋壯骨；以製附子、鹿蹄草、薏苡仁、楮實子

---

❼ 姚天源，〈補腎通痹湯治療肥大性腰椎炎 280 例臨床觀察〉，《福建中醫藥》，1990，(6)：8。

溫陽散寒利水宣痹；地鱉蟲活血化瘀通絡，諸藥共奏標本同治之效。臨床觀察發現，相當多的病例服藥後出現尿量增加，臨床症狀隨之明顯緩解，說明本方具有通陽利水，散寒通絡，宣痹止痛的作用，以消除腰椎關節及周圍組織無菌性炎症，減輕、解除肥大性腰椎炎造成對腰骶神經的刺激和壓迫，故臨床療效尚好。

10.補腎克刺湯[18]

藥物組成　淫羊藿、杜仲、骨碎補、牛膝、木瓜、獨活各 15 克，巴戟天、川芎、鹿膠（沖服）各 10 克，續斷、黃芪、狗脊各 20 克，白芍、生地、當歸各 12 克，地龍 10 克，全蠍 3 克，蜈蚣 5 條，苡仁 30 克，炙甘草 3 克。

功　　效　補腎壯督強筋，祛風散寒通絡。

適應病症　腰椎骨質增生。

用藥方法　每天 1 劑，水酒各一半煎服。

臨床療效　治療 74 例，其中顯效 58 例，好轉 12 例，無效 4 例，總有效率 95%。

經驗體會　本病多見於 45 歲以上的中老年人。腰為腎之府，腎主骨生髓，腰椎部乃太陽經、督脈通過，而督脈統督一身之陽氣，太陽經行一身之衛表。若中老年人腎督虧虛，則衛陽空疏，屏障失固，風寒濕邪乘虛而入，邪留不去，痰濁瘀血逐漸形成，造成腰椎關節增生畸形，引起疼痛。《證治準繩‧腰痛篇》曰：「有風、有濕、有寒、有熱、有挫閃、有瘀血、有滯氣、有痰積，皆標也，腎虛其本也。」說明腎虛是腰痛發生的重要原因。補腎克刺湯中巴戟天、淫羊藿、鹿膠、杜仲、狗脊、骨碎補補腎壯督強筋骨；當歸、白芍、生地養血斂陰止痛；黃芪益氣；苡仁滲濕除痹；獨活、木瓜祛風除濕止痛；炮穿山甲、牛膝、川芎活血祛瘀；全蠍、地龍、蜈蚣熄風止疼鎮痛；炙甘草調和諸藥。諸藥共奏補腎壯督強筋骨，祛風散寒，除濕通絡，除痰化瘀之功。故臨床療效滿意。

---

[18] 謝金榮等，〈補腎克刺湯治療腰椎骨質增生 74 例〉，《新中醫》，1990，⑿：41。

11.李氏加味身痛逐瘀湯[19]

藥物組成 當歸 12 克，川芎 8 克，桃仁 10 克，紅花 6 克，羌活、秦艽、地龍、香附、靈脂各 10 克，沒藥 6 克，牛膝 10 克，黃芪 40 克，炮山甲 10 克，伸筋草 20 克，杜仲、補骨脂、狗脊各 10 克，甘草 6 克。

加減變化 久痛兼瘀者，加丹參、赤芍；痛明顯者，加乳香、蜈蚣；肝腎不足者，加川斷、熟地、骨碎補、鹿角膠；兼有風寒者，加桂枝、獨活。

功 效 活血化瘀，行氣止痛，祛風濕，補肝腎。

適應病症 腰椎骨質增生。

用藥方法 水煎溫服，每天 1 劑，最多 2 劑。

臨床療效 本組 25 例中，經上方加味治療，腰痛完全消失、恢復正常工作和勞動者 18 例；腰痛基本消失，能勝任工作，但勞累後仍有疼痛者 4 例；腰痛明顯減輕者 3 例。療效最短 7 天，最長達半年。

經驗體會 風寒濕邪流注經絡，凝滯經脈使氣血失榮，筋脈攣急或肝腎不足，氣血瘀滯使經脈閉阻，氣血不通是本病的主要病機，而疼痛如刺，痛有定處是瘀血的特有症狀，因此治療關鍵在於使滯者行，瘀者散，痹者通。正如《醫林改錯》指出：「總滋陰，外受之邪，歸於何處？總逐風寒，去濕熱，已凝之血更不能活，如水遇風寒，凝結成冰，冰成風已散，明此義，治痹證何難。古方頗多，如古方治之不效，用身痛逐瘀湯」。充分說明活血化瘀法為治療痹證的重要方法之一。加味身痛逐瘀湯具有活血化瘀，行氣血止痹痛，祛風濕補肝腎之功用。方中秦艽、羌活祛風除濕；桃仁、紅花、炮山甲、當歸、川芎活血化瘀；沒藥、香附行血理氣止痛；牛膝、伸筋草、地龍通經絡以利關節；甘草調和諸藥。方中重用黃芪之意在於氣為血之帥，氣行則血行，氣滯則血瘀。由於本病的病變部位在骨，發病關鍵在於精髓不足，本著「其病在骨」、「腎生骨髓」、

---

[19] 李黎，〈加味身痛逐瘀湯治療腰椎骨質增生〉，《甘肅中醫》，1993，(1)：27。

「髓滿則骨強」之意，所以加用填精補髓之品杜仲、狗脊、補骨脂以助骨質強壯，瘀滯消散，血脈流利，則其增生之骨逐漸消失，疼痛隨之解除，運動功能恢復。運用本方治療不同病因及不同證型的骨質增生，只要隨症加減，配伍恰當，均能收到顯著效果。

12. 骨痺方[20]

藥物組成　骨痺 1 號：當歸 12 克，川芎 10 克，牛膝 12 克，製川、草烏（先煎）各 6 克，殭蠶、桂枝各 12 克，狗脊、地龍各 10 克。骨痺 2 號：炙黃芪 30克，地龍 20 克，白芷、川斷各 10 克，木瓜 15 克，茴香 6 克，雞血藤 20 克，乾薑 5 克，熟地 15 克。

加減變化　急性發作期：寒重者加製附子片、烏梢蛇各 10 克；體虛者加炙黃芪 20 克，並用中藥袋加電療儀外治，骨盆牽引每日 1 次，臥硬板床。恢復期：陽虛者加服金匱腎氣丸；陰虛者改服六味地黃丸。

功　　效　活血蠲痺，通絡補氣，補腎壯腰，軟化骨刺。

適應病症　腰椎骨關節病。

用藥方法　急性發作期：內服中藥「骨痺 1 號」，每日 1 劑，水煎服。緩解期：內服中藥「骨痺 2 號」，外加手法點穴按摩。

臨床療效　本組 228 例中，門診治療優良率 89%，平均療程 7 天；住院治療優良率 94%，平均住院 17.5 天。

經驗體會　腰椎骨關節病，現代醫學認為是一種老年退行性病變，發病廣泛，症狀不一，筆者觀察到：40 歲以上的人腰椎骨質增生普遍存在，但有臨床症狀者占 30% 左右，就診率約 40%，臨床診斷以症狀體徵為主，X 光片為輔。中醫辨證本病多屬本虛標實，「腰者腎之府，轉搖不能，腎將憊焉」。其病本在腎，病位在腰。治當中西醫結合，標本兼顧，故筆者臨床治療急性發作期以中藥活

---

[20] 董松林等，〈腰椎關節病 228 例診治報告〉，《中國中醫骨傷科》，1994，⑴：19。

血蠲痹劑內服外用，配合骨盆牽引先治其標，緩解期重用通絡補氣，地龍與黃芪合用，使經絡疏通，營血充盈，腰背得養，佐以手法按摩，行氣疏筋，風疾可解。恢復期注重補腎壯腰，鞏固治療及加強腰背肌功能鍛鍊，服用六味地黃丸，可抑制骨刺生成，促進腰肌平衡，減少腰痛復發。對保守治療無效或反覆發作，合併椎管狹窄者，則手術治療。

13. 逐痹湯[21]

藥物組成 黃芪、桑寄生各 20 克，威靈仙、牛膝各 15 克，當歸、赤芍、熟地各 12 克，乳香、沒藥、土鱉、炮山甲各 9 克，炙甘草 6 克。

加減變化 寒甚者加附片、細辛；風甚者加防風、海風藤；濕甚者加蒼朮、苡仁；有外傷瘀血者加紅花、血竭；腎虛明顯者加杜仲、骨碎補；病程日久，關節僵硬者加全蠍、白芥子、蜈蚣；氣血虛甚者加黨參、丹參。

功　　效 益氣補血，滋養肝腎，活血通絡，止痛逐痹。

適應病症 腰椎骨質增生。

用藥方法 上方中土鱉、炮山甲共研細末，兌入當天煎好的其他中藥內，每日 1 劑，分 4 次服完。藥渣炒熱布包熨貼患處，每晚 1 次。10 天為 1 療程。治療期間臥硬板床休息，避免負重性體力勞動，不用其他藥物及治療方法。

臨床療效 治療 140 例，其中痊癒（臨床症狀完全消失，活動自如，能從事日常工作，2 年以上未再復發）78 例；好轉（臨床症狀消失或減輕，活動基本自如，但 2 年內有復發，服原方仍有效者）51 例；無效 11 例；總有效率 92.14%。

經驗體會 本方中黃芪、炙甘草補氣；熟地、當歸、赤芍養血調血；寄生、熟地、牛膝補益肝腎，兼行血脈；靈仙、土鱉、炮山甲祛風勝濕，逐瘀通絡，軟堅消骨；乳香、沒藥行氣活血，散瘀止痛。臨證再根據病機及兼症，進退化裁，確具補氣血，養肝腎，行氣活血，軟堅消骨，止痛逐痹之良效。

---

[21] 吳家清等，〈逐痹湯治療腰椎骨質增生 140 例〉，《湖南中醫雜誌》，1994，(1)：33。

14.化瘀活絡湯[22]

藥物組成 牛膝、續斷各 30 克，桃仁、土元各 15 克，製乳香、製沒藥各 10 克，白芍 30～60 克，伸筋草、威靈仙、雞血藤各 30 克，甘草 15～30 克。

加減變化 兼寒邪，加製川、草烏、麻黃、細辛、附子、肉桂；風邪盛，加獨活、青風藤、透骨草；腰椎間盤突出，加杜仲、胡桃肉、三七；骨折，加骨碎補、自然銅；骨質增生，加狗脊、炮山甲、白芥子；足膝無力，肌肉萎縮，加黃芪、地龍、鹿角膠、寄生、杜仲、熟地；夜間痛明顯者，加首烏、阿膠。

功　效 活血祛瘀，壯骨舒筋，通經活絡，疏風止痛。

適應病症 腰椎骨質增生所引起的腰腿痛屬於瘀血阻滯甚者。

用藥方法 每天 1 劑，水煎取汁 400 ml，早晚分 2 次溫服。

臨床療效 用本方配合展筋丹（全蠍、炮山甲、地龍、製馬錢子各 20 克，蜈蚣、白芥子各 40 克，白花蛇 20 克）治療 70 例，其中治癒 36 例，占 51.4%；顯效 15 例，占 21.4%；有效 13 例，占 18.6%；無效 6 例，占 8.6%；總有效率 91.4%。

經驗體會 對於本型病症的治療，《內經》有「血實者宜決之」之論，《壽世保元》指出：「血有敗瘀，滯泥諸經，壅遏氣之道路，經所謂去其血而後調之」，《證治彙補》又說：「標急則治標，本急則治本」。化瘀活絡湯為急則治標之方，方中牛膝、續斷為君，補肝腎，壯筋骨，強腰足，療諸痹，逐惡氣，除攣急，治腰腿痛不可伸，《本草經疏》謂：「走而能補，性善下行」，並能引藥達病所；臣以乳香、沒藥、桃仁、土元破瘀生新；佐以雞血藤、伸筋草、威靈仙、白芍養血柔筋，祛風活絡；甘草和諸藥為使，又與白芍為芍藥甘草湯，酸甘化陰，柔筋止痛。諸藥相合，共收活血祛瘀，壯骨舒筋，通經活絡，疏風止痛之效。然病延久，終非一蹴而除，故以展筋丹緩圖其本，方中以蟲類藥為主，朱良春先生說：

---

[22] 梁敬文，〈化瘀通絡湯、展筋丹治療椎體性腰腿痛 70 例〉，《遼寧中醫雜誌》，1995，(1)：27。

「痺證日久，邪氣久羈，深入筋骨，久血凝滯不行，變成痰濕瘀濁，經絡閉塞不通，非草木之品所能宣達，必借蟲蟻搜剔竄透，方能瘀去凝開，氣通血和，經行絡暢深入之邪除，困滯之瘀復」；加馬錢子開透經絡關節，除一切風邪，為止痛之品，張錫純稱：「開透經絡，透達關節之力，遠勝於他藥」；白芥子搜滌皮裡膜外經絡骨骱之痰濁壅積，故用此丹緩收全功。臨床本證又易受風寒濕熱之襲，使病情複雜，故應隨症加減變通。而藥量餘輒用重劑，筆者體會小量療效不佳，如白芍常 30～60 克，然中焦虛寒者又易腹瀉，宜加蒼朮、草豆蔻之類制其弊。臨床觀察到大部分患者服藥數小時後確有明顯的止痛效果。展筋丹中馬錢子有劇毒，必遵法炮製方可入藥，並注意用量，但筆者使用過程中未發現明顯毒副作用。臨床觀察到，廣泛性骨質增生骨橋形成、嚴重的椎體後緣增生椎孔狹窄及重度髓管狹窄大小便功能障礙或肌肉麻痹、垂足等療效較差。

15. 透骨香湯[23]

藥物組成 透骨香 30 克，桂枝、牛膝、續斷、桑寄生、雞血藤、淡大芸各 20 克，五加皮 15 克，生乳香 10 克，生沒藥 10 克，白花蛇 1 條（文火烘乾為末沖服）。

功　效 補益肝腎，強筋壯骨。

適應病症 腰椎骨質增生。

用藥方法 每日 1 劑，水煎分 3 次溫服。

臨床療效 治療 45 例，經服藥 10～20 劑後，其中顯效（臨床症狀和體徵消失，腰部活動自如，經 X 光片復查，腰椎骨質增生消退或靜止，生理曲度變為正常，恢復正常工作及體力勞動，隨訪 1 年未復發）32 例，占 71.0%；有效（臨床症狀和體徵部分消失，腰部仍有部分不適，患處輕度壓痛）11 例，占 24.4%；無效（臨床症狀經治療仍無明顯改變）2 例，占 4.4%；總有效率 95.5%。

經驗體會 腰椎骨質增生屬中醫「痺證」範疇，骨質增生多發於中老年人，其

---

[23] 蔡昌信，〈透骨香湯治療腰椎骨質增生 45 例〉，《北京中醫》，1995，(1)：36。

病因病機主要是由於肝腎功能衰退，腎虛不能主骨，肝虛不能養筋，又加勞傷過度或風寒濕邪內侵，致氣血失和，瘀血凝滯，日久而成。治宜以補益肝腎、強筋壯骨為主，佐以活血化瘀、袪風除濕、通絡止痛。方中五加皮、桑寄生、淡大芸、續斷袪風濕，補肝腎，強筋骨；雞血藤、桂枝、牛膝活血袪瘀，行血補血，補肝腎，溫經通絡，引藥下行直達病所；白花蛇、透骨香袪風活絡，活血，舒筋骨；生乳香、生沒藥活血袪瘀止痛。筆者在臨床運用中體會到，此方治療腰椎骨質增生效果較佳，每能收到滿意的療效。

16. 腰椎骨質增生方[24]

藥物組成 當歸 10～15 克，川芎 10～20 克，赤芍 10～20 克，白芍 10～30 克，杜仲 15～30 克，續斷 15～30 克，川牛膝 15～30 克，狗脊 15～30 克，木香 10～15 克，獨活 5～15 克，地龍 10～15 克。

加減變化 氣虛者加黃芪、黨參；陽虛者加製附片、桂枝；風寒濕閉阻者加桂枝、細辛、薏苡仁、祁蛇；重者或病程久者可加蜈蚣、全蟲、海風藤。

功 效 補腎強筋壯骨，行氣活血，舒經通絡。

適應病症 腰椎骨質增生。

用藥方法 每日 1 劑，水煎分 2 次服。

臨床療效 治療 46 例，其中顯效 26 例，好轉 16 例，無效 4 例，總有效率 91%。

經驗體會 《內經》曰：「腰者，腎之府，轉搖不能，腎將憊矣，……骨者，髓之府，不能久立，行則振掉，骨將憊矣」。由於腎氣衰弱，使骨的脆性增加，彈性減弱或消失，而引起椎體軟骨的萎縮，使椎間隙變窄，脊柱曲度增大，椎間盤上、下端的軟骨部分及邊緣長期受到擠壓磨損，而引起反應性的骨質增生。肝腎虧損則使肌腱和韌帶功能下降，故容易因勞傷導致或加重增生骨贅及局部組織水腫，壓迫刺激神經引起疼痛。腎虧引起腰椎的退行性病變，局部供血不

---

[24] 趙雲長，〈中藥治療腰椎骨質增生症腰痛 46 例〉，《中醫研究》，1995，(1)：46。

良，還容易導致風寒濕邪的閉阻，氣血不暢，組織乏養而出現痹痛等症。因此，肝腎虧損，氣血不暢是本病症的主要病機。筆者從臨床辨證出發，採用補腎強筋壯骨，佐以行氣活血，舒經通絡的方法治療。在用藥上，重用杜仲、續斷、狗脊、川牛膝以補腎強筋壯骨；當歸、川芎、白芍養血活血，陰血虛明顯則重用白芍至 30 克以上，一則滋補陰血，二則可緩急止痛；氣滯血瘀久則容易化熱，故以赤芍涼血活血；木香行氣，助血行；以獨活、地龍疏通腰腿部經絡之氣。伴風寒濕閉阻者，常需加薏苡仁、細辛、祁蛇、桂枝等以加強祛風除濕、散寒之力，標本同治，方顯佳效。本病的復發率較高，究其原因，可能是肝腎虧損未完全糾正，因為肝腎虧損之證並非數日可癒，在生理上腎虧之症的出現，也往往與年齡增長成正比。所以，症狀消失後繼續補腎治療一段時間，可以減少復發。

17.痹康湯[25]

藥物組成 麻黃、全蠍各 3 克，黃芪、熟地各 10 克，當歸、炮山甲、地鱉蟲、骨碎補、杜仲、淫羊藿各 10 克，炙甘草 7 克。

加減變化 寒甚者加附片、桂枝、細辛；濕甚者加蒼朮、苡仁；濕熱者去黃芪、熟地，加蒼朮、黃柏、苡仁。

功　　效 補氣血，養肝腎，行氣活血，止痛逐痹。

適應病症 腰椎骨質增生。

用藥方法 每日 1 劑，煎汁 300～400 ml，分 2 次服。

臨床療效 治療 120 例，其中痊癒 84 例，好轉 32 例，無效 4 例，總有效率 96.6%。

經驗體會 腰椎骨質增生屬於中醫「痹證」、「腰腿痛」範疇。多見於中老年人，往往因氣血不足，肝腎虧損，感受風寒濕熱之邪而成。痹康湯針對這一特

㉕ 夏遠歸，〈痹康湯治療腰椎骨質增生 120 例〉，《浙江中醫雜誌》，1995，⑺：307。

點，用少量麻黃令微微發汗溫通，使陽氣流行於肌肉關節之間，則風濕外邪自無停留之處所；黃芪、當歸、炙甘草補氣調血；熟地、杜仲、骨碎補、淫羊藿補肝腎、壯筋骨、袪風除濕；炮山甲、地鱉蟲、全蠍活血袪瘀、袪風通絡。諸藥合用，共奏補氣血、養肝腎、行氣活血、止痛逐痹之功。

18.補腎填精湯[26]

藥物組成 熟地、黃精、首烏、懷牛膝、杜仲、續斷、黃芪、巴戟天、肉蓯蓉、威靈仙各 20 克，豨薟草 40 克，製馬錢子 0.3 克（研末紗布包，先煎 10～15 分鐘）。

加減變化 天寒增重者加製川烏、製草烏各 10 克；瘀血阻滯者加桃仁 10 克，紅花 6 克；間歇跛行者加蜈蚣 2 條、全蟲 8 克；寒濕閉阻者加獨活 10 克，細辛 6 克；痰濕阻閉者加白芥子 10 克，茯苓 20 克；氣虛明顯者加重黃芪用量。

功 效 補腎填精，通經活絡，疏風止痛。

適應病症 腰椎骨質增生。

用藥方法 每日 1 劑，水煎 2 次。頭煎加冷水 1000 ml，浸泡 30～60 分鐘，先用武火後用文火煎熬取汁 300 ml，2 次藥汁混合分 2 次服，15 天為 1 療程。同時配合外敷通絡鎮痛膏（組成：生草烏、生川烏各 30 克，鬧羊花根 50 克，牛膝、生南星各 30 克，活血蓮、百節藕、朱砂蓮、八兩麻各 70 克，木瓜、木通、青木香各 30 克，芫花樹根莖之皮 100 克，黃蠟、白蠟各 50 克，松香 15 克，黃丹 3000 克，桐油 10000 ml。製法：上藥除黃丹、松香、黃蠟、白蠟外，皆放入桐油內浸泡 10 天許。移置竈上，先用武火後用文火熬至滴水成珠後，去掉藥渣，再加入黃蠟、白蠟、松香、黃丹攪勻即成。用時將藥膏熔化粘於厚布或牛皮紙上，火烤溶，貼患處。每張藥膏貼患處 3～5 天許再更換）。

---

[26] 林柏松，〈補腎填精湯為主治療腰椎及腰椎間盤退行性病變 30 例〉，《湖南中醫學院學報》，1996，(1)：16。

臨床療效 治療 30 例，其中臨床治癒 15 例，顯效 8 例，有效 5 例，無效 2 例，總有效率 93%。

經驗體會 中醫雖無腰椎及腰椎間盤退行性病變之病名，但依據臨床表現，該病屬中醫「痺證」、「腰腿痛」範疇。隋‧巢元方《諸病源候論》指出：「夫勞傷之人，腎氣虛損，而腎主腰腳，其經貫腎絡脊，風邪乘虛，侵入腎經，故卒然而患腰痛」。《雜病源流犀燭‧腰臍病源流》亦指出：「腰痛，精氣虛而邪客痛也。……腎虛其本也，風寒濕熱痰飲，氣滯血瘀閃挫其標也」。臨床所見腰椎退行性病變患者，出現腰腿疼痛，小腿麻木感覺遲鈍等症狀體徵，多是腎精虧損，風寒濕等外邪乘虛侵入筋骨、經絡所致。隨著人體衰老，腎氣虛衰，或勞累傷氣傷血，以致腎功能失調，最終導致氣血虧虛，髓空精少，筋骨失養而發生退行性改變，正虛則風寒濕邪乘虛而入，致使腰椎神經孔周圍軟組織充血、水腫、炎性滲出等使其神經根受壓或受到刺激而出現腰腿痛。邪結腠理，瘀阻經絡，故出現一系列筋骨不堅，經絡失養的症狀。其治療當以補腎填精，通經活絡，疏風止痛為大法。筆者以自擬補腎填精湯為基本方治其本，隨症加減治其標。方中熟地、黃精、首烏、巴戟天、肉蓯蓉、懷牛膝、杜仲補腎填精助陽；黃芪補氣；威靈仙、豨薟草、製馬錢子搜乘虛侵入筋骨之風寒濕邪，溫通筋脈，配方之意，重在補腎填精治其內，外貼自煉之通絡鎮痛膏治其外。值得注意的是製馬錢子對消除麻木、止痛等效果佳，但不能過量。

19.通絡宣痺湯[27]

藥物組成 全當歸 12 克，牛膝 15 克，雞血藤 30 克，桂枝 9 克，威靈仙 12 克，廣地龍 9 克，桑寄生 15 克，續斷 9 克，炙甘草 6 克，川紅花 6 克，製川烏 3 克。

功　　效 祛風散寒，化濕通絡止痛。

---

[27] 毛增義，〈中醫內外合治坐骨神經痛 37 例〉，《湖南中醫藥導報》，1996，(2)：43。

| 適應病症 | 腰椎肥大性脊柱炎。 |

| 用藥方法 | 每日 1 劑，水煎分早晚 2 次口服。 |

| 臨床療效 | 治療 37 例，其中顯效 8 例，好轉 23 例，無效 6 例，總有效率 83.8%。 |

經驗體會 本病屬於中醫「痹證」範疇，發病機理為風寒濕之邪客於經絡，經氣阻滯，不通則痛所致。如遷延日久，則氣滯導致血瘀，病邪固著，痹痛日久，邪必入絡，常法不能取效，故此類病人在辨證的基礎上，宜用通絡宣痹法治療，方中全當歸、雞血藤行血通絡；地龍緩弛痙攣，通絡祛風；川烏祛風燥濕，有很好的止痛效果；牛膝、桑寄生、續斷強筋骨補肝腎，牛膝並能引諸藥下行；桂枝、威靈仙溫經活絡宣痹；甘草調和諸藥。諸藥合用，祛風散寒，化濕通絡止痛之效，再外用炒老柳樹孔蛀屑熱敷痛點，內外合用較單一治療為優。

20. 龜鱉湯[28]

藥物組成 龜板、鱉甲、生黃芪各 15 克，補骨脂、杜仲、當歸各 10 克，熟地黃 20 克，續斷 15 克，丹皮、澤瀉、黨參各 10 克，白芍、山萸各 15 克，淮山 10 克。

| 功　　效 | 補腎益氣，強腰益精。 |

| 適應病症 | 腰椎骨質增生。 |

用藥方法 用豬脊椎骨 3～5 節燉湯，以此湯先煎龜板、鱉甲 20 分鐘，然後再加入其餘藥味同煎 15 分鐘。

臨床療效 治療 100 例，其中治癒（服藥後症狀基本消失，隨訪 10 年以上無復發者）46 例；有效（服藥後症狀明顯改善者）51 例；無效 3 例。總有效率 97%。服藥最多 30 劑，最少 5 劑，平均 15～20 劑。

經驗體會 腰椎骨質增生的病因，與腎虛的關係最為密切，如《證治準繩·腰痛》所曰：「有風、有濕、有寒、有熱、有挫閃、有瘀血、有滯氣、有痰積，皆

---

[28] 鄒曉雅，〈龜鱉湯治療腰椎骨質增生 100 例臨床觀察〉，《江西中醫藥》，1996，(4)：42。

標也，腎虛其本也」。中醫認為，腰為腎之府，腎主藏精，生髓主骨。中老年人，腎氣衰減，腎精虧損，故骨髓不充，無以濡養筋脈而發生腰痛，骨失所養而見骨質增生。故治療惟補腎為先，自擬的龜鱉湯中，以龜板、鱉甲、熟地、山萸肉、淮山藥、豬脊椎骨湯滋陽補腎，資其化源，使之陰生陽長；黃芪、黨參、補骨脂補中益氣，溫補脾腎，使之陽生陰長；佐以杜仲、續斷強腰益精；當歸補血行血；丹皮、澤瀉補陰瀉濁。諸藥合用，共奏補腎益氣，強腰益精之功，故而病癒。

21.強腰通絡湯[29]

藥物組成　獨活、桑寄生各 10 克，狗脊、續斷各 15 克，當歸、桂枝各 10 克，雞血藤 15 克，乳香、沒藥各 10 克，地鱉蟲、全蠍各 6 克，威靈仙 20 克，白芍 15 克，甘草 6 克。

加減變化　腰痛明顯加杜仲 15 克；偏寒加製川烏（先煎）6 克；偏濕加蒼朮 10 克。

功　　效　補腎助陽，溫經散寒，活血通絡。

適應病症　腰椎骨質增生所致的腰腿痛。

用藥方法　每日 1 劑，水煎分早晚 2 次空腹服，同時可配合穴位注射。

臨床療效　治療 78 例，其中治癒 24 例，顯效 33 例，有效 16 例，無效 5 例，總有效率 93.4%。

經驗體會　腰椎骨質增生所致的腰腿痛多由腎陽虛弱，外邪阻絡，氣滯血瘀引起。本方中獨活、桑寄生、續斷、狗脊等補腎壯陽以強腰；桂枝、芍藥、甘草、威靈仙等通陽舒筋，緩急止痛；乳沒、全蠍、地鱉蟲等活血通絡以止痛；此外，當歸針劑有溫經散寒、活血散瘀作用，質酸為有鬆解粘連、抗炎止痛的功效。

---

[29] 斯大洪，〈自擬強腰通絡湯合穴位注射治療腰腿痛 78 例〉，《上海中醫藥雜誌》，1996，（5）：35。

以上內服與穴位注射合用，共奏補腎助陽、溫經散寒、活血通絡之功，使腰腿痛得以消除。

22.抗骨增生散[30]

藥物組成　三七、豹骨、石斛、澤蘭葉各 20 克，老鸛草 30 克，紅花、甲珠各 20 克，當歸 30 克，川芎、川斷各 20 克，木瓜、懷牛膝各 30 克，莪朮、甘草各 20 克，製川烏 15 克，白花蛇 4 條，萆薢 20 克。

功　　效　祛風除濕，散瘀活血，通絡止痛。

適應病症　腰椎骨質增生。

用藥方法　上藥共為細末，每次 5 克，每日 3 次，1 劑為 1 療程，忌食生冷刺激食物，避免勞累，胃病患者在飯後 1 小時服藥。

臨床療效　半年以上者 5 例，服藥 1 至 2 個療程後，追訪 2 年未復發為治癒。半年～2 年者 8 例，服藥 2～3 個療程，其中 1 例 2 年後未復發，7 例 1 年後復發但疼痛輕微，活動自如，又服上藥後疼痛消失為顯效。2 至 3 年半者 2 例，經服上藥 3 至 4 個療程後疼痛基本消失，但半年後復發，經常反覆為有效，有效率 100%。

經驗體會　本病因中老年氣血不旺，加之長期慢性勞損，勞損關節處氣血凝滯，或風寒濕邪侵入經絡，阻滯氣血運行，骨質得不到氣血濡養，久之則為生退行性骨關節病變，軟骨消失，骨面硬化，關節邊緣則發生保護性骨質增生，增生後還會壓迫周圍組織，影響下肢的氣血運行，因此部分患者伴有腿疼。筆者針對本病病程長，纏綿難癒的特點，採用散劑治療。方用石斛、三七、澤蘭葉、莪朮、當歸、紅花活血祛瘀；木瓜、萆薢、豹骨、白花蛇祛風除濕；製川烏辛熱，能散經絡中寒濕；川斷、老鸛草、懷牛膝、甘草補肝腎，強筋骨。對於本組患者，詳查病因，投藥得當，藥症相符，故獲效滿意。

---

[30] 張有明，〈抗骨增生散治療腰椎骨質增生 15 例報導〉，《甘肅中醫》，1996，(5)：19。

23.劉氏補腎通絡方[31]

藥物組成 白芍 30 克,靈仙、木瓜各 15 克,狗脊、雞血藤、杜仲、牛膝、鹿銜草各 12 克,甘草 6 克。

加減變化 腰痛偏寒加桂枝、製附片各 9 克;腰部酸軟加菟絲子、淫羊藿各 10 克,伴坐骨神經痛加桃仁 10 克,丹參 20 克。

功　　效 補腎強脊,袪邪通絡。

適應病症 腰椎骨質增生。

用藥方法 每日 1 劑,水煎分早晚 2 次空腹服。

臨床療效 治療 50 例,其中痊癒(臨床症狀消失,功能恢復正常)39 例;有效(臨床症狀大部分消失,功能恢復正常)8 例;無效(臨床症狀未緩解)3 例;總有效率 94%。

經驗體會 現代醫學認為腰椎增生是由於局部慢性損傷、脊柱的退化或慢性炎症刺激所致。從臨床資料證明,腰椎增生多發於 40 歲以上的中老年人,中醫認為:「七七天癸絕,八八腎氣衰」,《靈樞經》曰:「邪在腎,則病骨刺」,腎者主骨,若長期勞損,腎虛精虧,筋脈失養,在此基礎上感受風、寒、濕邪,閉阻經絡、筋骨、關節,不通則痛。治療以補腎強脊為主,佐以袪邪通絡。方中杜仲、狗脊補肝腎,強筋骨;牛膝補肝腎,生精血,散惡血;靈仙、木瓜舒筋活絡,散寒除濕;雞血藤、白芍有養血柔筋,活血化瘀的作用。諸藥合用,使精氣復,骨脈充,氣血調,疾病癒。

24.補腎強筋通絡湯[32]

藥物組成 黃芪 30 克,寄生 15 克,獨活 10 克,牛膝 15 克,杜仲 10 克,川斷 15 克,當歸 12 克,秦艽、白花蛇各 10 克,葛根 30 克。

---

[31] 劉忠勝等,〈自擬方治療腰椎增生 50 例〉,《長春中醫學院學報》,1996,(9):30。

[32] 何劍雄,〈補腎強筋通絡法治腰椎骨質增生症 65 例〉,《江西中醫藥》,1997,(3):57。

加減變化 風寒濕痺者加桂枝、細辛、熟附子、製川烏、製草烏；風熱濕痺者加黃柏、蒼朮、薏苡仁、防己、桑枝、忍冬藤；氣滯血瘀者加雞血藤、丹參、乳香、沒藥；肝腎虧虛者加熟附子、肉桂、鹿角膠、仙靈脾；陰虛者加枸杞子、生地、熟地。

功　　效 補腎強筋，袪邪通絡。

適應病症 腰椎骨質增生症。

用藥方法 1 日 1 劑，10 天為 1 療程，一般服 1～2 個療程。

臨床療效 治療 65 例，其中臨床痊癒（臨床症狀及陽性體徵消失，能正常參加一般工作）38 例；有效（臨床症狀和體徵明顯改善，能從事輕體力工作，感寒及勞累後易復發，仍需藥物治療）24 例；無效（服藥 1 個療程後臨床症狀和陽性體徵均無明顯改善）3 例；總有效率 95.4%。

經驗體會 腰椎骨質增生，屬中醫「痺證」、「腰腿痛」範疇，多見於中老年人，尤以腰部負重過度，姿勢不正，慢性勞損之人為多見。中醫認為本病乃人至中年，腎氣漸虧，氣血不足，筋骨衰退之故。《內經》曰：「肝主筋、腎主骨」，「腰者，腎之府，轉搖不能，腎將憊矣」，「五八腎氣衰，……六八肝氣衰，筋不能動」。可見肝腎虧虛、氣血不足、筋骨失其濡養，致使筋骨解墮，轉搖不能，伸屈不利，不能久立，為本症致病之本，因而在治療上應注重滋腎養肝，壯骨強筋，以固其本。另外肝腎虧虛，氣血不足，正氣虛弱，腠理不密，易遭風寒濕熱之邪外侵，邪氣壅於經絡、血脈、筋骨之間，使氣血凝滯，絡道不通，關節閉塞，經絡閉阻，不通則痛，故在治療上亦要注重袪邪通絡，同時臨床用藥上要根據具體情況辨別寒熱虛實，謹守病機辨證施治，基本方中黃芪、當歸益氣生血，培補正氣；杜仲、寄生、牛膝補腎養肝，壯骨強筋，牛膝配當歸活血袪瘀；獨活袪風除濕，配秦艽、白花蛇以搜經絡、筋骨之間邪氣；葛根緩解肌肉之攣急。全方集補腎養肝、益氣固本、壯骨強筋、袪邪通絡、解肌止痛為一體。標本同治，分別輕重緩急，隨症加減，辨證治療，故在治療上取得較好療效。

25.補腎定痛湯[33]

藥物組成 補骨脂、川斷、金毛狗脊各 12 克，當歸 15 克，紅花 5 克，菟絲子、白芷各 10 克，白芍 20 克，川牛膝、桂枝、製乳沒各 10 克。

加減變化 風濕者，加桑寄生 15 克，威靈仙 10 克；外傷者，加土鱉蟲 10 克，田七 3 克；疼痛較劇者，加蜈蚣 2 條、玄胡索 12 克；下肢肌緊張者，加白芍 30 克；下肢麻木者，加雞血藤 30 克，丹參 20 克；陽虛明顯者，加仙靈脾 12 克，肉桂末 5 克，去桂枝；胃病史者，去乳香、沒藥，加玄胡索 12 克；氣虛明顯者，加生黃芪 30 克。

功　　效 補腎活血，祛風定痛。

適應病症 腰椎骨質增生。

用藥方法 水煎服，症狀甚者可日服 2 劑，分 4 次服，以 12 劑為 1 療程，一般 4 劑後可減輕症狀，症狀嚴重者可連續 2 個療程。

臨床療效 治療 38 例，其中臨床痊癒（腰腿痛消失，活動自如，下肢功能完全恢復）18 例；顯效（腰腿疼痛顯著好轉）9 例；有效（經 1 個療程治療疼痛消失，功能恢復）9 例。症狀改善總有效率達 94.7%。治療時間，最少 4 天，最多 36 天，平均 13 天。其中服藥 1 個療程內者 28 例，臨床痊癒 14 例，顯效 7 例，有效 5 例，無效 2 例；服藥 1 個療程以上者，臨床痊癒 4 例，顯效 2 例，有效 4 例。

經驗體會 現代醫學認為本病是由於脊椎發生退行性改變，使椎體間相互關係位置發生變化，破壞了原椎間力的平衡所致，治療上往往沒有有效措施，一般採取手法牽引，或手術治療，前者療效不滿意，而後者患者難以接受。中醫認為本病主要是因腎氣虛寒，腎氣不充而致骨質退變形成，其本在腎虛，標因風

---

[33] 吳友平，〈補腎活血法治療腰椎骨質增生 38 例報告〉，《江西中醫學院學報》，1997，(3)：14。

濕與瘀血，因此治療宜以補腎為法，筆者遵此原則用補腎定痛湯以補腎活血，祛風定痛，改善病變腰椎部的陰陽氣血失調。方中川斷、狗脊、補骨脂、菟絲子補腎助陽，壯腰健腎，立為君藥；當歸、紅花活血通經脈，以加速病變部位血液循環；牛膝、桂枝溫經散寒，通絡散滯，配合上藥則通則不痛，輔為臣藥；白芍緩急止痛，以降低肌張力，白芷通竅止痛，以興奮運動中樞，兩藥相須，對緩解腰部酸脹麻木有明顯作用，共為佐藥；乳香、沒藥活血定痛伸筋，為止痛良藥，使為治標。諸藥合用，相得益彰，共奏補腎活血、祛風定痛之功。

26. 加味陽和湯[34]

藥物組成　桑寄生、熟地各 30 克，獨活、牛膝各 15 克，杜仲、鹿角膠各 10 克，白芥子、生麻黃、肉桂各 6 克，薑炭、生甘草各 3 克。

功　效　補腎強筋，活血通經。

適應病症　腰椎骨質增生症。

用藥方法　每日 1 劑，水煎取汁分 3 次溫服。1 個月為 1 療程。同時患部外敷骨刺一貼靈（威靈仙、炮山甲、生半夏、生南星、白芥子，馬錢子、生川烏、生草烏、全蠍、蜈蚣，土鱉蟲、乳香、沒藥、元胡，生麻黃、細辛、肉桂、羌活、獨活、透骨草，冰片、樟腦。按 2：2：1.5：4：0.5 的比例藥組稱量。將冰片、樟腦以外的諸藥烘乾後加工成細粉，再拌入冰片、樟腦粉摻勻，按每包 100 克重量裝塑膠袋密封備用。用時做 18 公分 × 12 公分大小的布袋，將塑膠袋中藥粉平鋪於布袋中封口，然後用針線按細網狀穿引布袋防止藥粉流動。另外，藥袋四角縫上繫帶，最後把藥包正對患處繫於腰內。佩帶 1 個月為 1 療程，然後換包）。

臨床療效　156 例患者，經 1～3 個療程治療後，其中顯效 108 例，有效 42 例，無效 6 例，總有效率 96.2%。

---

[34] 孫英才等，〈中藥內服外敷治療腰椎骨質增生 156 例〉，《新疆中醫藥》，1997，(3)：15。

經驗體會 內服加味陽和湯，功能為補益肝腎、強筋壯骨、溫經通絡，消除陰寒痰濕凝結以治其本。外敷骨刺一貼靈中以靈仙、炮山甲、生半夏、生南星、白芥子逐痰通絡、消腫散結、軟堅消刺；馬錢子、生川草烏、全蠍、蜈蚣溫經散寒、搜風剔邪、麻醉鎮痛；土鱉蟲、乳香、沒藥、元胡活血化瘀、通經止痛；生麻黃、細辛、肉桂、羌獨活、透骨草溫經通絡、除表裡內外之寒濕，袪體內沉寒痼疾；冰片、樟腦粉芳香開竅、通閉止痛，能促進藥物滲透吸收，使外用藥力直達病所。內外合治，功效顯著。

27.加味益督活絡效靈丹[35]

藥物組成 炒杜仲、川斷、菟絲子、當歸、丹參、骨碎補、鹿蹄草各 15 克，生乳香、生沒藥、鹿角膠各 10 克，淮山藥、甘枸杞各 20 克，炒穿山甲、地鱉蟲、廣三七各 6 克。

加減變化 風寒者加獨活、秦艽、防風各 10 克；寒濕者加獨活、仙茅各 10 克，薏苡仁 20 克；濕熱者加黃柏、薏苡仁各 20 克，木防己 10 克；痛明顯者加製馬錢子 1～3 克（研粉沖服），元胡 10 克，白芍 20 克或製川烏、製草烏各 10 克；偏腎陽虛者加巴戟天、淫羊藿、製川附片各 10 克；腎陰虛者加山茱萸、熟地各 20 克，龜板 15 克；下肢痛加川牛膝 20 克，威靈仙、木瓜各 15 克；下肢痙攣抽筋而痛者加蠶砂、伸筋草各 10 克，生龍骨 20 克；筋軟無力者加南五加皮、狗脊、桑寄生各 15 克。

功　　效 補肝腎，強筋骨，活血通絡止痛。

適應病症 腰椎骨質增生。

用藥方法 水煎服，黃酒或白酒少許為引；藥渣加透骨草 50 克，紫草 10 克，川椒 5 克，陳醋適量蒸熱布包外敷局部。每日 1 劑。用藥 7 天為 1 療程。素有高血壓病、結核病、潰瘍病及出血性疾病等慎用口服。

㉟ 王仁群，〈益督活絡效靈丹加味治療腰椎骨質增生 55 例〉，《四川中醫》，1997，⑽：33。

臨床療效 治療 55 例，其中痊癒（臨床症狀消失，功能活動正常，骨質增生吸收好轉或部分吸收）46 例；好轉（臨床症狀減輕，功能活動基本恢復，骨質增生未再發展）7 例；無效（臨床症狀無改善，功能活動未恢復，骨質增生仍發展者）2 例；總有效率 96.3%。一般用藥 5～6 個療程，最短者 3 個療程，最長者 9 個療程。

經驗體會 益督丸係張錫純為腎虛腰痛而設，活絡效靈丹是張錫純為經絡瘀阻、瘀血腰痛而製，筆者將二方合用加味治療骨質增生症病機屬肝腎虧損、邪瘀閉阻者。方中杜仲、川斷、菟絲子、鹿角膠溫補肝腎、益精填髓、強壯筋骨，主治腰膝疼痛，筋軟無力；乳香、沒藥行氣活血止痛，善治風濕痹痛，生用疏通之力更強；當歸、丹參補血活血、祛瘀通絡，同治風濕痹痛，腰肌勞損；增用淮山藥、甘枸杞滋補肝腎、滑潤血脈、益精血，加強補肝腎、強筋骨、益腎精之力，達到陰陽同求之目的；骨碎補、鹿蹄草補腎健骨、祛風除濕散寒以助除痹之功；炒穿山甲、地鱉蟲、廣三七軟堅散結、活血散瘀；黃酒通行藥力。諸藥合用，治本為主，標本兼治，能促進病變部位的血液循環，改善局部的新陳代謝和營養狀態，有利於病變組織的修復，故用之臨床，取得較滿意的療效。

28.活血祛瘀湯[36]

藥物組成 白芍、丹參各 30 克，川牛膝、元胡各 15 克，乳香、沒藥各 10 克，田三七、甘草各 5 克。

加減變化 氣血虧虛者酌加黃芪 20 克，熟地黃、當歸各 15 克，川芎 10 克；腎虛者酌加續斷 15 克，杜仲、山茱萸各 10 克，枸杞子 20 克。

功　　效 活血祛瘀，理氣通絡。

適應病症 腰椎骨質增生。

用藥方法 每日 1 劑，文火久煎取汁分 2 次溫服。10 天為 1 療程。

---

[36] 李正安，〈活血祛瘀為主治療腰椎骨質增生症 68 例〉，《新中醫》，1997，⑿：41。

臨床療效 治療 68 例，其中痊癒（臨床症狀消失，活動自如，恢復正常工作和生活）61 例；有效（臨床症狀基本消失，活動自如，恢復正常工作和生活，但長時間活動時，仍稍感不適）7 例。全部病例均隨訪 1～2 年。

經驗體會 本病病理關鍵在於氣滯血瘀，而血瘀又是關鍵之關鍵，因而在治法上緊扣活血祛瘀。故方選乳香、沒藥、田三七為主，輔以丹參、川牛膝，佐以白芍、元胡，再酌加補腎、益氣養血之品，臨床應用得心應手。

㈡中藥熏洗外敷方

1.李氏骨刺散[37]

藥物組成 獨活、桃仁、地鱉蟲、生乳香、生沒藥、生大黃各 15 克，當歸、牛膝、杜仲、巴戟天、骨碎補、透骨草、生川烏、生草烏、生半夏各 20 克，細辛、三七、紅花各 12 克。

功　效 補益肝腎、強筋壯骨、活血化瘀、祛風除濕、通絡止痛。

適應病症 腰椎骨質增生。

用藥方法 諸藥烘乾後共碾成粉末，再拌入冰片、樟腦各 6 克，密封備用。治療時，取骨刺散 30 克，置入鍋內，文火加熱，加白酒適量調成糊狀，邊加熱邊攪拌，待藥散炒成膏狀後裝入 8 公分 × 12 公分單層紗布內，趁熱敷於患處（熱度以患者能忍受為宜），外以膠布固定。每日 1 次，每次敷 4～6 小時，10 天為 1 療程，療程間停藥 3 天。忌內服。

臨床療效 78 例經 1～3 個療程治療之後，其中顯效 54 例，占 69.4%；有效 21 例，占 26.8%；無效 3 例，占 3.8%；總有效率 96.2%。

經驗體會 骨質增生又稱骨刺、骨贅，多發於中老年人，屬中醫的「痹證」範疇。其病因病機主要是由於肝腎功能衰退，腎虛不能主骨，肝虛不能養筋，又

---

❸❼ 李華春等，〈骨刺散外敷治療腰椎骨質增生 78 例報告〉，《四川中醫》，1993，⑷：32。

加勞傷過度，或風寒濕邪內侵，致氣血失和，瘀血凝滯，日久骨刺形成。治宜補益肝腎、強筋壯骨為主，佐以活血化瘀、袪風除濕、通絡止痛。骨刺散方中當歸、杜仲、巴戟天、骨碎補、牛膝益肝腎壯筋骨；獨活、細辛、透骨草、生川烏、生草烏祛風除濕、通絡止痛；桃仁、紅花、地鱉蟲、生乳香、生沒藥、生半夏、生大黃、三七活血祛瘀止痛；冰片、樟腦芳香走竄，引藥直達病所。諸藥配合，功效契中病機，故能收到滿意療效。

2. 骨質增生外敷方[38]

藥物組成 紅花、歸尾、桃仁、乳香、沒藥、骨碎補各 6 克，生大黃、生南星、生半夏各 12 克，生川烏、生草烏、羌活、獨活各 9 克，白芥子 5 克，細辛 4.5 克，小牙皂 4.5 克，冰片 3 克，樟腦 15 克，松香 6 克。

功　　效 祛風散寒除濕，溫經通絡止痛，活血祛瘀消腫。

適應病症 腰椎骨質增生症。

用藥方法 共研粉末，將藥粉盛入一紗布袋內，縫固再以白酒浸透放於腰部痛點，另用耐高溫水瓶盛滿開水置於袋上進行熱敷，每日 1～2 次，每次 2 小時，10 天為 1 療程，共治療 1～2 個療程。

臨床療效 治療 87 例，其中臨床痊癒（疼痛消失，症狀、體徵完全消失，能恢復正常工作）痊癒 82 例，占 94.25%；有效（症狀、體徵減輕，能做一般工作者）5 例，占 5.74%；總有效率 100%。

經驗體會 骨質增生外敷方中生川烏、生草烏、生南星、生半夏祛風除濕，散寒消腫止痛，生用其毒性更劇，取其以毒攻毒；桃仁、紅花、乳香、沒藥、歸尾、生大黃活血祛瘀，消腫止痛；羌活、獨活祛風除濕，通痹止痛；小牙皂、白芥子辛散溫通，逐痰利濕，散結消腫；細辛、松香、冰片、樟腦消腫生肌止

[38] 曾海菊，〈骨質增生外敷方治療腰椎骨質增生症 87 例〉，《甘肅中醫學院學報》，1995，⑴：28。

痛；骨碎補補腎續傷堅骨。全方合用，共收祛風散寒除濕，溫經通絡止痛，活血祛瘀消腫之功效。另合用西藥抗炎抗風濕，使局部炎症水腫狀況減輕，加速症狀改善，提高療效，縮短病程，從而達到治療的目的。

㈢針灸療法處方

※處方 1[39]

取　穴　在腰部正中督脈線上，用拇指從上向下按壓，疼痛最為明顯的一點為主穴，在其上、下各 2.5 公分處選一配穴。

操作方法　將生薑切成 0.2～0.3 公分厚的片，面積要大於艾炷底面。用三棱針把薑片刺數個小孔後置於穴位上，再在薑片上放蠶豆大的艾炷施灸。當患者有灼熱感時輕輕拍打周圍的皮膚，或在薑與皮膚之間墊上紙片以減輕痛感，艾炷燃盡後換另 1 壯，連灸 4～5 壯。灸後數小時出現水泡，注意不要碰破；若水泡過大應在無菌操作下用針灸針挑破，塗以龍膽紫。一般灸 1 次即可，對頑固者可在灸泡癒合後再灸 1 次。

臨床療效　治療 102 例，其中緩解（腰痛症狀消失，體檢無明顯陽性體徵，隨訪 1 年以上未復發者）49 例，占 48%；好轉（腰部遺留輕微不適感，但不影響正常生活及工作，或灸後腰痛消失但不滿 1 年復發，症狀較前減輕者）51 例，占 50%；無效（治療前後症狀稍有減輕或無改善者）2 例，占 2%；總有效率 98%。

經驗體會　腰椎骨質增生，屬中醫「腰痛」、「痹證」或「骨痹」範疇。人過中年，腎氣漸虧，復因勞逸不當、跌仆閃挫而致氣滯血瘀，或汗出當風、夜臥貪涼、久居濕地、寒濕入侵、血脈凝澀不得宣通，閉阻督脈而發病。《素問·調經論》：「血氣者，喜溫而惡寒，寒則泣不能流，溫則消而去之」。筆者採用隔薑灸，取生薑並借助艾火之熱力，以發揮其辛溫解表，祛風散寒，使寒濕由表而

---

❸❾ 繆金華，〈隔薑灸治療腰椎骨質增生症 102 例療效觀察〉，《中國針灸》，1992，⑴：34。

解之功效。所用的隔薑灸，以灸出水泡為宜，此灸法具有灸後治療作用時間較長，灸泡癒後不留疤痕，患者容易接受等優點。

※處方 2[40]

取　穴　主穴：腎俞（雙）、腰陽關、膀胱俞（雙）。配穴：寒濕型配委中（雙）；腎虛型配太溪（雙）。

操作方法　經常規皮膚消毒後，用 26 號 2 寸毫針在各穴位進針約 1 寸左右，用艾絨搓成團，矗在針柄上點燃，灸 3～5 壯（約 30 分鐘）後出針。然後在腰為段夾脊拔火罐 4～6 個，留罐 5～10 分鐘（若痛劇或久痛者，可用梅花針叩刺督脈、華佗夾脊穴、足太陽膀胱經穴腰為段，手法輕度，然後拔火罐令梅花針叩刺點微量出血）。每天 1 次，12 次為 1 療程，療程間隔 3～5 天。

臨床療效　治療 183 例，其中顯效（症狀、體徵完全消失，能恢復正常工作者）88 例；有效（症狀、體徵減輕，能做一般工作者）92 例；無效（症狀、體徵無減輕）3 例；總有效率 98.4%。

經驗體會　根據「經脈所過，主治所及」，治療腰椎骨質增生症，按循經及背俞取穴原則，著重疏通督脈、膀胱經、腎經之氣血。其中腰陽關為督脈循行腰部的經穴，刺之可振奮陽氣，收活血散瘀止痛之功；腎俞為足少陰背俞穴，針灸此穴能直接補益腎氣，並可祛除腰部寒濕之邪；膀胱俞是足太陽背俞穴，能調和膀胱經氣血，疏通腰部經氣而達到止痛的目的。根據《四總歌訣》中「腰背委中求」，取腰痛經驗穴委中，又是足太陽經下合穴，能疏導膀胱經；太溪是足少陰腎經原穴，可調補腎氣，以上諸穴對症進行溫針，並加拔火罐進行治療，能溫補元陽，宣通經絡，祛寒除濕，消瘀散結，正氣得扶，腎氣得補，經絡氣血得疏通，瘀滯、寒濕之邪得除，通則不痛，故腰椎骨質增生引起的腰痛諸症

---

[40] 盧愛文，〈溫針加拔火罐治療腰椎骨質增生症附 183 例臨床療效觀察〉，《新中醫》，1993，⑽：32。

可除。

以上的治療，借助艾火之溫熱，以溫經散寒，祛風除痺；針刺能通經活絡，行氣活血，拔火罐能活血祛瘀（血行風自滅），除濕止痛。若痛劇或久痛加梅花針叩刺，則利用梅花針疏通經氣（通則不痛），使邪從血出。

※處方3（穴位埋線法）[41]

取　　穴 主穴為腰2～5夾脊穴，不同患者取穴時以其增生椎體相應的夾脊為芢主，偏側腰痛或有坐骨神經受壓症狀者，取其病側大腸俞透向相應夾脊。

操作方法 先以銀針在選定穴位處按壓皮膚成坑，以作標記，而後在穴周半徑2寸範圍內常規消毒，以10 ml注射器抽取0.25%利多卡因作穴位局麻，每穴注射1～1.5 ml，注射時宜於穴位旁開1公分處進針，先於皮下注入0.2～0.3 ml，形成皮丘，而後緩慢推入1.5～2寸深（隨胖瘦酌定），邊進針邊推藥，當出現酸麻脹得氣感後將藥液推淨，即可退針。而後將預先經過高壓消毒後泡於75%酒精內的羊腸線取出一截，置於穴位，以埋線針斜向將腸線推入夾脊穴，或加大腸俞，推入深度與局麻注射深度相同，每截腸線3～4公分，每次取3～7穴，據患病椎體多少而定。20～30天埋線1次，3次為1療程。首次宜取0號羊腸線，第2次宜用1號，第3次取2～3號線為宜。每穴埋線後，須擠捏出血，並檢查是否有線頭外露，如有則須重新植入。而後在針孔處加貼創可貼，5天後拔出，1週內禁忌洗澡和水浸，以防感染。植線後4天內局部有活動性牽扯痛，極個別患者有類似感冒樣輕、中度發燒，乏力等，一般過1日即自行消退，不加任何治療，如反應較重者可對症處理，服用解熱劑等，即可消除。整個操作過程一定要嚴格消毒，以防感染，夏季多汗尤為注意。一旦個別穴位局部有紅腫或膿點，應即時拔罐，可將線頭吸出去，並同時吸淨膿汁，必要時給予抗感染藥物。一般不會有更重的併發症。一般經3次1療程治療後，患者可

---

[41] 祁越等，〈穴位埋線治療腰椎增生性脊椎炎115例〉，《針灸臨床雜誌》，1996，(3)：36。

達臨床痊癒，如仍有症狀存在，可隔 40 天左右，再強化埋線 1～3 次，則療效更可靠。

功　　效　舒筋活絡，通經止痛。

適應病症　腰椎增生性脊椎炎。

臨床療效　115 例患者，經 1～2 個療程治療後，其中痊癒 88 例，顯效 13 例，有效 8 例，無效 6 例，總有效率 95.2%。

經驗體會　埋線療法將羊腸線直接植入經穴深部，初為機械刺激，後為生物學和化學刺激原，具有短時速效和長期續效兩種作用方式。局麻時為生的穴位封閉效應、針具刺激為生的針刺效應和埋線時出血為生的刺血效應，是短期速效作用；埋線時穴位處機體組織損傷的後作用，腸線在體內特殊的留針和埋線效應及組織療法效應，又可起到長期續效作用，一方面由於埋線的機械刺激，形成一種複雜、持久而柔和的非特異性刺激衝動，上傳大腦皮質，通過神經系統的整合作用，加強了中樞對病理刺激傳入興奮的抑制和替代，以激發有關的抗痛結構而為生鎮痛效應；另一方面由於腸線的植入，通過一系列的生物化學反應和刺激，提高人體的應激能力，激發人體的免疫功能，從而促進病灶部位血管床增加，血管新生，血流量增大，血管通透性和血液循環均得到改善。

參・脊柱骨刺統驗方

㈠中藥內服方

1.骨質增生丸[42]

藥物組成　熟地 15 克（乾燥後，研取淨末 10.5 克），肉蓯蓉 10 克（乾燥後，研取淨末 8.5 克），鹿銜草 10 克，骨碎補 10 克（去淨毛，銼碎），淫羊藿 10 克，雞血藤 10 克（銼碎），萊菔子 5 克（銼碎）。

功　　效　補腎強筋健骨，活血利氣止痛。

適應病症　增生性脊椎炎。

用藥方法　取鹿銜草、骨碎補、淫羊藿、雞血藤、萊菔子共 45 克，放入濃縮缸或大號瓷筒內（忌用鐵鍋），加水 475 克，慢火熬沸後，再熬 1 個半小時。將藥液濾出，然後加水 375 克，如前法再熬，濾出藥液。將 2 次藥液混合在一起，濾淨藥渣，放入缸內，濃縮成流浸膏 11 克，取出加煉蜜 1.5 克，並加熟地粉末、肉蓯蓉粉末和膏調勻，做成丸，每丸重 2.5 克。每次服 2 丸，1 日服 2～3 次。感冒發燒或其他原因引起的高燒忌服；兼有其他慢性病，可與他藥合用。

臨床療效　用本方治療 1000 例，顯效 803 例，好轉 141 例，無效 56 例，總有效率 94.4%。

經驗體會　本方以熟地為主，取其補腎中之陰（填充物質基礎），淫羊藿興腎中之陽（生化功能動力），合肉蓯蓉入腎充髓；骨碎補、鹿銜草補骨鎮痛，加雞血藤通經行氣活血，不但能增強健骨舒筋的作用且能收到通則不痛的功效；佐萊菔子健胃消食理氣，以防補而滋膩之弊。

---

❷ 劉柏齡，〈退行性脊椎炎 1000 例臨床分析〉，《遼寧中醫雜誌》，1982，⑶：40。

2.活絡通痺湯[43]

藥物組成　獨活、川續斷、製川烏、製草烏、熟地各 15 克，桑寄生、丹參、黃芪各 30 克，細辛 5 克，牛膝、地龍、烏藥、炙甘草各 10 克，土鱉蟲 6 克。

加減變化　腰部冷痛，得熱則舒者，加肉桂 10 克，以溫經散寒；腰部熱痛，遇熱痛劇者，去細辛，減少川草烏的用量，再加忍冬藤、薏苡仁、桑枝各 30 克，以清熱利濕；腰痛明顯轉側不利者，加狗脊 15 克、烏蛇 10 克，以通經活絡；腿痛行走困難者，加木瓜 10 克、伸筋草 15 克，以通經活絡、緩急止痛；與氣候變化有關者，加威靈仙、過江龍各 10 克，以祛風除濕、活血通絡。

功　　效　補腎壯陽，祛風散寒利濕，通絡止痛。

適應病症　肥大性脊椎炎。

用藥方法　取上藥 1 劑，水煎 2～3 次，混合後分 2～3 次服下。藥渣用紗布包好乘熱敷於腰部，以溫熱不損傷皮膚為度。

臨床療效　110 例肥大性腰椎炎患者，經治療後，痊癒 67 例，顯效 30 例，有效 11 例，無效 2 例，總有效率 98.2%。

經驗體會　本方是筆者在臨床中反覆試驗、篩選而得的有效之方。方中獨活、桑寄生、川斷能補肝腎、舒筋骨、通經絡、祛風濕；丹參、烏藥理氣活血、祛瘀通絡；黃芪、熟地、炙甘草補氣養血、扶正祛邪；牛膝、地龍、土鱉蟲搜風活絡、通痺止痛。諸藥合用，可改善血液循環，緩解腰椎壓迫，達到「通則不痛」之目的。肥大性腰椎炎，經用本方治療後，在較短的時間內可以緩解臨床症狀，但復發率較高。筆者經過多年的臨床觀察發現只要患者病變部位保溫，增強機體抵抗力，防止外邪侵襲，同時加強體育鍛鍊，參加適當的活動，避免過度疲勞，就可控制或預防復發。

---

[43] 蔣利，〈活絡通痺湯治療肥大性脊椎炎 110 例〉，《新中醫》，1985，⑽：35。

3.加味當歸四逆湯[44]

藥物組成 當歸 12 克，桂枝 10 克，白芍 15 克，細辛 9 克，木通 12 克，狗脊 15 克，伸筋草 30 克，甘草 6 克，大棗 5 枚。

加減變化 病在頸椎者加薑黃、葛根；病在腰椎者加杜仲、牛膝。

功　效 養血溫經散寒，通痹止痛。

適應病症 肥大性脊椎炎（頸椎、腰椎、腰骶椎）。

用藥方法 水煎服，日 1 劑，10 天為 1 療程。1 療程後，間歇 3 天繼服第 2 個療程。

臨床療效 治療 24 例，其中顯效 12 例，有效 11 例，無效 1 例，總有效率 95.83%。

經驗體會 肥大性脊椎炎屬中醫「痹證」範疇。臨床上除病變局部的症狀外，常因骨質增生壓迫神經，導致手、足麻木冷痛。筆者多年來通過臨床觀察發現，其臨床症狀主要是冷、痛、活動受限，表現為「寒痹」之徵象，且患此病者，年齡多在 40 歲以上，氣血多有虛衰，治療時單以溫腎強筋等扶正之法，療效往往不理想。故用當歸四逆湯加狗脊、伸筋草散寒通痹以止痛；杜仲、狗脊強筋壯骨以固本；牛膝、薑黃、葛根通經活絡，引藥達病所。諸藥合用，臨床收效顯著。

4.益腎堅骨湯[45]

藥物組成 補骨脂、骨碎補、菟絲子、乾地黃、白芍各 15 克，黃芪 20 克，當歸、陳皮、川芎各 10 克，甘草 6 克。

加減變化 頸椎病變加枸杞子；腰椎病變加川斷、狗脊、肉蓯蓉，重用乾地黃。

功　效 益腎堅骨。

---

[44] 任志湘，〈當歸四逆湯加味治療肥大性脊椎炎 24 例〉，《湖南中醫雜誌》，1988，(1)：45。

[45] 王陸軍等，〈益腎堅骨湯治療脊椎增生症 59 例臨床體會〉，《江蘇中醫》，1990，(7)：25。

| 適應病症 | 脊椎骨質增生症。 |

| 用藥方法 | 每日 1 劑，水煎，分 2 次服。1 個月為 1 療程。 |

臨床療效 治療 59 例，其中臨床痊癒（症狀及體徵消失，恢復正常工作，隨訪 2 年以上未復發）49 例；顯效（症狀、體徵大部分消失，偶有頸、肩、臂、腰、腿酸痛或頭暈，但不影響工作）5 例；有效（症狀有所改善或部分消失，但時有發作，可做輕工作）3 例；無效 2 例；總有效率 96.7%，其中臨床痊癒和顯效占 91.6%。

經驗體會 本方中補骨脂、骨碎補補腎壯陽，堅骨活血；菟絲子平補腎之陰陽；地黃養血滋陰，填精益髓，共為主藥。黃芪益氣、壯筋骨；當歸、白芍養血活血；川芎活血通絡；並配陳皮理氣健脾；甘草調和諸藥。全方培本為主，兼治其標，溫而不燥，補而不滯，取得了較好療效。

5. 骨刺痛寧湯[46]

藥物組成 鹿角膠 10 克（兌服），熟地黃、骨碎補各 15 克，白芥子、製川烏、製草烏各 10 克，蜈蚣 1 條，土鱉蟲、製乳香、製沒藥各 10 克，廣木香 7 克，補骨脂、杜仲各 10 克。

加減變化 氣血不足者加黃芪 15 克、當歸 10 克；濕熱者加黃柏、蒼朮各 10 克；因傷或負重誘發者加三七 5 克、紅花 6 克；病位在頸椎者加葛根、木瓜各 15 克；病位在胸椎者加薑黃 10 克；病位在腰骶者加牛膝 10 克。

| 功　　效 | 補腎固本，化痰逐瘀。 |

| 適應病症 | 頸椎增生，胸椎增生，腰骶椎增生等。 |

| 用藥方法 | 水煎服，每日 1 劑。 |

臨床療效 治療 68 例，其中顯效 50 例，好轉 15 例，無效 3 例，總有效率 95.58%。

---

[46] 劉偉，〈骨刺痛寧湯治療增生性脊柱炎 68 例〉，《江蘇中醫》，1991，⑺：28。

經驗體會 增生性脊柱炎屬中醫之「骨痹」範疇，筆者認為該病的主要病機為腎虛骨骼失養，痰瘀閉阻經脈。腎乃陰陽之本，其陰精生髓養骨，化津生血，其陽氣溫煦骨骼，推動津血運行。腎虛為病，一則津血運行無力，停聚凝為痰濁瘀血，阻滯經脈；二則骨失溫潤，不能耐勞、禦邪、順應天時運轉。若遇勞則腎氣更加耗傷，受邪則經脈閉阻不通，天時變更則氣血不得流暢，促發或加重了痰瘀阻閉經脈，骨痹由此而生。病係本虛標實，故立補腎固本，化痰逐瘀治標為法，骨刺痛寧湯即以此為組方原則。方中鹿角膠屬血肉有情之品，善養血助陽，壯骨充髓；熟地黃功專滋陰養血，益腎生精；骨碎補、杜仲、補骨脂溫腎助陽，補而不燥，五藥相合，壯陽填精，強骨健腎，以杜凝血、瘀血之源；白芥子、製川烏、製草烏通絡行滯開痰結，烏頭還具麻醉性，長於麻痹神經以止痛；乳香、沒藥、蜈蚣、土鱉蟲開通經絡散瘀血；協用廣木香，令氣行則血行，又佐使鹿角膠、熟地黃補而不膩，寓補寓通之義。綜觀是方，攻補同施，標本兼顧，切中病機，故有良效。

6. 靈仙烏蛇飲[47]

藥物組成 威靈仙 30 克，烏蛇 1 盤（去頭重 20 克左右），丹參、木瓜、狗脊、秦艽、當歸、薑黃、補骨脂各 15 克，蘇木、花椒各 10 克。

加減變化 頸椎增生者，加葛根 15 克；腰椎增生者，加骨碎補 15 克。

功　　效 舒筋活絡，祛濕止痛，溫腎壯骨。

適應病症 頸腰椎骨質增生。

用藥方法 每日 1 劑，熏煎 3 次，藥液混合，分別在早 8 時、下午 3 時、晚 12 時服用。

臨床療效 治療 33 例，其中痊癒 23 例，顯效 8 例，好轉 2 例，總有效率 100%。

經驗體會 頸腰椎增生屬中醫「痹證」範疇，以長期慢性勞損為本病發生的主

---

❹ 王周興，〈靈仙烏蛇飲治療頸腰椎增生 33 例〉，《陝西中醫》，1992，(6)：250。

要原因，肝腎虧虛，血脈澀滯、筋骨失去濡養為其主要病機。古人謂不通則痛，筆者遵其古訓，在靈仙能軟化魚骨等有關資料的啟示下，取威靈仙溫通經絡、除濕止痛之功，配烏蛇入肝透骨舒筋之性，花椒溫通督脈，作為本方君藥；配丹參、當歸、木瓜、蘇木、薑黃、狗脊舒筋活絡，活血通經、袪風止痙為臣；佐以補骨脂溫腎壯骨。再依頸、腰椎病位之不同，分別加用引經藥葛根意在取其解肌之功，骨碎補補腎強骨止痛，使藥直達病所。在服藥時間上，受子午流注理論的指導，日 2 次夜 1 次，意在取經絡最佳受藥時辰。

7. 通補腎督方[48]

藥物組成　鹿角片 10 克，威靈仙、骨碎補各 15 克，炒當歸 12 克，雞血藤 30 克，肉蓯蓉 12 克，仙靈脾 20 克，生牡蠣 30 克，炮山甲 10 克。

加減變化　劇痛不休加乳香、沒藥、赤芍、蜈蚣；腎虛腰痠明顯加熟地、杞子、續斷、狗脊；偏寒加桂枝、細辛；素體陽虛加製附子、肉桂；陰雨天加重，如腰以上痛重加羌活、桑枝，腰以下痛重加獨活、木瓜；頸項強直加葛根；腰椎肥大者加懷牛膝。

功　　效　溫通督脈，補益精血。

適應病症　脊柱增生。

用藥方法　水煎服，日 1 劑。

臨床療效　治療 32 例，其中治癒 22 例，占 68.7%；好轉 8 例，占 25.0%；無效 2 例，占 6.3%；總有效率 93.7%。治療時間最長 3 個月，最短 1 個月。

經驗體會　筆者認為，脊椎增生屬中醫慢性勞損，筋骨陳傷等雜症範疇。本病發生，與腎氣衰退密切相關。中年以上，腎氣虧虛，精血不足，不能充養骨髓，加上反覆勞損、創傷，逐漸出現脊椎退化，以致骨質增生；而脊椎屬督脈，督脈貫徹背脊，內絡於腎，由於脊椎退變，則督脈困憊。正如沈氏在《雜病源流》

---

❹⑧ 董雲，〈通補腎督法治療脊椎增生 32 例〉，《甘肅中醫學院學報》，1993，⑴：16。

中所日：「年老者，皆督脈虛而精髓不充之故」。而張錫純亦說：「腎虛者，其督脈必虛，是以腰痛」。故治療本病，應以通補腎督為法。基本方中以鹿角、當歸、蓯蓉、仙靈脾諸柔劑陽藥，且血肉有情之品，溫通督脈，補益精血，其中鹿角味鹹入血軟堅，溫能通行散邪，主治瘀血作痛，虛損內傷，腰背疼痛，在此作為主藥；威靈仙祛風通經止痛，《藥品化義》謂：「因其力猛，亦能軟骨」，提示有軟化骨贅之功，近代用於治療增生性脊椎炎有效；骨碎補補腎健骨續傷；雞血藤行血補血，舒筋活絡；炮山甲通經活絡，性善走竄，能直達病所；生牡蠣鹹寒，能抑制鹿角溫性，且可軟堅散結，對於骨質增生，能取不謀而合之效。臨床初步觀察，通補腎督方抗增生和鎮痛效果顯著，能使退化的骨質得到物質的填充而修復，且可抑制新生骨贅的生長，同時又使經絡暢通而獲止痛之效。

8.地骨皮湯[49]

藥物組成 地骨皮 12 克，當歸 10 克，炒甲片 6 克，澤蘭葉、炒杜仲、川斷各 10 克，狗脊、豨薟草各 10 克，衛茅 12 克。

加減變化 肝腎陰虛者加熟地、山萸肉、桑寄生；陽虛者加巴戟天、肉蓯蓉、仙靈脾；氣虛者重用生黃芪；風寒夾雜者加羌活、秦艽、海風藤、海馬；濕熱偏重者加龍膽草、炒蒼朮、茯苓、貓人參。

功　效 滋腎除蒸，壯骨祛痹，消除疼痛。

適應病症 脊柱骨質增生性腰背痛。

用藥方法 水煎服，日服 1 劑，15 天為 1 療程。

臨床療效 治療 63 例，其中治癒 48 例，好轉 14 例，無效 1 例。治癒好轉者 62 例，半年後隨訪，近期療效滿意。

經驗體會 張仲景在《金匱要略方論》中指出：「人年五六十，其病脈大者，

---

❹ 李有娟，〈地骨皮湯治療脊椎骨質增生性腰背痛 63 例臨床小結〉，《浙江中醫學院學報》，1994，(6)：23。

痹挾背行……皆因勞得之」。可以為「腎氣不足（脈大）」為本病主要內在因素。人體隨著年齡的不斷增長，可出現不同階段的生理退化現象，由於肝腎之氣日衰，精血不足，髓失濡養，骨失髓充，骨質疏鬆而變形；「因勞得之」為本病誘發因素，脊椎為人體主要承力骨骼，長期負重，經常站立或彎腰勞動或人到中年形體肥胖，靜有餘而動不足，形成脊椎慢性勞損或風寒濕邪內侵等，二者合一，痹挾背行，以致腰背閉阻而引起疼痛，造成功能障礙。本方滋腎除蒸、壯骨祛痹、消除疼痛，恢復脊椎原有功能，方中地骨皮、杜仲、川斷、金狗脊滋腎除蒸、壯骨強筋；炒甲片、澤蘭、豨薟草、衛茅行血通絡、搜風祛痹。但也並非藥後疼痛緩解使「骨刺消失」。臨床上往往有較多病人的脊椎攝影檢查，所見到骨質增生程度與實際體徵並不相符。

9.活血補腎通絡湯[50]

藥物組成　全當歸 20 克，生白芍 20～30 克，炙甘草、紅花、桃仁各 10 克，丹參 15～30 克，萸肉、補骨脂、杜仲各 15 克，全蠍 6 克，大蜈蚣 2 條，延胡、烏藥各 15 克，製川烏 6 克。

加減變化　頸椎病加威靈仙、葛根、白芷；頭暈目眩加天麻、鈎藤、地龍、蟬衣。

功　效　活血補腎，通絡止痛。

適應病症　脊柱骨質增生綜合徵。

用藥方法　日服 1 劑，水煎分 2 次服。

臨床療效　治療 70 例，其中痊癒（服本方 5 劑症狀消失）24 例；顯效（服本方 10 劑症狀基本消失）23 例；有效（服本方 15 劑症狀基本消失）23 例；總有效率 100%。

經驗體會　本方用當歸、生白芍、紅花、桃仁、丹參等活血化瘀，為君藥；佐

---

[50] 詹學斌等，〈自擬活血補骨通絡湯治療脊柱骨質增生綜合徵 70 例〉，《上海中醫藥雜誌》，1996，(3)：23。

以補腎的山萸肉、杜仲、補骨脂與搜風通絡解痙定痛的全蠍、蜈蚣。配以延胡、烏藥、製川烏理氣活血之品，以解除神經根壓迫，鬆解血管平滑肌的痙攣，改善微循環的血流，使之通則不痛。其中值得一提的是本方應用芍藥甘草湯緩急止痛，能加強止痛效果。

10.葛芍艽仙四蟲散[51]

藥物組成 葛根、白芍、秦艽、威靈仙、蜈蚣、穿山甲、殭蠶、鱉甲、補骨脂、骨碎補、枸杞、黃芪、當歸、牛膝、元胡、豨薟草、製川烏、甘草。劑量隨病症輕重程度而定。

加減變化 頸椎增生加薑黃；胸椎增生加丹參；腰椎增生加木瓜、續斷；上肢痛麻加桑枝、羌活；下肢痛麻加獨活、千年健；寒濕阻絡加桂枝、細辛；濕熱阻絡加防己、黃柏、知母；瘀血阻絡加土鱉蟲、水蛭、蘇木；痰濕阻絡加白芥子、菖蒲；氣虛重用黃芪加黨參；血虛加雞血藤、何首烏；肝腎陰虛加熟地、首烏，並重用白芍；肝腎陰虛伴頭痛、頭昏、目眩、耳鳴加鈎藤、天麻、杭菊花；陽虛加巴戟天、鎖陽；四肢屈伸不利加全蟲；骨質疏鬆加龍骨、牡蠣。

功　效 補益肝腎，祛風通絡，活血化瘀止痛。

適應病症 脊椎骨質增生症。

用藥方法 水煎服，日 1 劑，連續治療 10 天為 1 療程。療程間隔 3 天。

臨床療效 治療 109 例，其中顯效（症狀、體徵消失或改善 II 級，恢復正常工作生活活動，X 光顯示骨質關節病變改善或無發展，穩定 1 年者）87 例；有效（症狀、體徵改善 I 級，X 光顯示骨質關節病變改善或無發展者）17 例；無效（症狀、體徵無改善或加重）5 例；總有效率 95.41%。治療在 1～15 個療程間，平均在 4.5 個療程。

---

[51] 張青等，〈葛芍艽仙四蟲散治療脊椎骨質增生症 109 例〉，《湖南中醫藥導報》，1996，(6)：23。

經驗體會　現代醫學認為脊椎骨質增生症是因各種非感染性（特異性）原因，尤其是運動不當、或外傷、負重等導致骨質關節軟骨損傷，為非感染性局部炎症滲出，水腫，血液循環障礙所致。由於炎症滲出，水腫，故 X 光顯示關節間隙模糊，由於炎症和血液循環障礙，導致骨與關節營養障礙，新陳代謝異常改變，從而骨與關節變性，出現增生樣改變，韌帶鈣化，骨質疏鬆。骨質增生樣變又刺激性壓迫血管神經，導致組織滲出，水腫，局部血液循環障礙，進而出現神經節段性或放射性疼痛、麻木，如此反覆發作，形成惡性循環，加重病變。本病屬於中醫「痹證」（骨痹、陰痹）範疇，中醫認為本病是由於勞役過度、起居飲食失調，導致臟腑經絡氣血失調、虛損、營衛不足，風寒濕邪乘虛內襲，損傷經脈氣血，久而入臟腑筋骨，氣滯血瘀所致。骨痹（退行性脊椎炎）的病機在於肝腎不足，氣血不足，督脈不通，太陽經失調，外邪乘虛而入，致氣滯血瘀，骨節失調養。因此治療在於補益肝腎氣血，祛風通絡，宣通督脈與太陽經之氣。同時，骨質增生症又屬於「堅結」痹證，故又當化瘀、軟堅散結。本方中葛根能升陽解肌，宣通督脈與太陽經之氣，善治項背強几几；威靈仙、秦艽、豨薟草祛風濕通經絡，威靈仙尚能軟堅散結，軟化骨質；蜈蚣搜風通絡，殭蠶化痰通絡，此二味且擅長解痙；芍藥、甘草能緩急舒筋止痛；鱉甲、補骨脂、骨碎補、枸杞補肝腎、益精、生髓充骨；黃芪、當歸補益氣血；當歸、牛膝、元胡、穿山甲、豨薟草活血化瘀，與軟堅散結藥合用可加強軟堅散結作用，與補血藥相伍則祛瘀生新，與祛風濕藥合用又加強祛風濕作用；黃芪補氣升陽，與葛根相合，可加強宣通督脈、太陽經之功；芍藥與甘草配伍，酸甘化陰，養血柔肝舒筋；元胡尚能止痛，川烏溫經止痛，合用則加強止痛作用；牛膝引血下行、通督脈及下肢經脈，與葛根、黃芪相伍則升降相濟，增強通絡舒經之功。現代研究表明，白芍、元胡、甘草、蜈蚣有緩解肌肉痙攣作用，製川烏有麻醉止痛作用，活血化瘀藥能促進水腫消失與組織滲出的吸收，改善血液循環，鬆解粘連，抑制異常細胞增殖、組織增生、鈣化、纖維化等，可有效地控制局部

炎症性病變，解除壓迫。升降並舉，陰陽共調，補散相兼，滋而不膩，補而不滯，通而不傷正，溫而不化燥，標本同治，消除和減輕骨刺部位的炎症性變化，解除壓迫，改善血液循環，改善骨與關節營養，促進骨與關節新陳代謝，因而取得較好療效。

11.補腎蠲痺湯[52]

藥物組成 熟地、生白芍、桑寄生各 24 克，杜仲、牛膝各 30 克，山萸、山藥各 12 克，當歸、川芎各 10 克，乳香、沒藥、炙甘草各 6 克。

功　效 滋補肝腎，強壯筋骨，活血化瘀，通絡止痛。

適應病症 增生性脊椎炎。

用藥方法 水煎服，日 1 劑，1 日 3 次，10 天為 1 療程。

加減變化 痛明顯者去寄生，加三七、全蠍；麻木明顯者去寄生、乳香、沒藥，加天麻、木瓜、黃芪；水腫者去乳香、沒藥、生白芍、寄生，加白朮、茯苓、豬苓、五加皮；跛行者加黃芪；症狀消失後，繼服 1～2 個療程，以上方為末，煉蜜為丸，丸重 10 克，早晚各服 1 丸，連服 1～3 個月，以善其後。

臨床療效 治療 40 例，其中臨床治癒（症狀消失，無疼痛、麻木感，能參加勞動，1 年後無復發者）28 例，占 70%；顯效（症狀消失、但參加勞動後時有不適感）9 例，占 22.50%；有效（疼痛、麻木及運動較前好轉）3 例，占 7.50%；總有效率 100%。

經驗體會 腰椎增生與中醫氣血陰陽有關，肝主筋，精血互生，肝腎同源，精少則血虛，血虛筋無以濡養，因此腰椎增生的治療原則必須「以平為期」。補腎蠲痺湯以熟地、山藥、山茱萸補腎填精；杜仲、牛膝、寄生滋補肝腎，強壯筋骨；以熟地、白芍、當歸、川芎補血調血，兼以祛瘀；炙甘草、白芍酸甘化陰，柔筋緩急止痛；乳香、沒藥活血定痛伸筋。全方有補有散，滋補肝腎，強壯筋

[52] 李韶雪，〈補腎蠲痺湯治療增生性脊椎炎 40 例〉，《陝西中醫》，1997，(10)：443。

骨，活血化瘀，通經通痹止痛。

12.陽和湯[53]

藥物組成　熟地 20 克，鹿角膠 12 克，白芥子、肉桂各 6 克，麻黃 3 克，炮薑 6 克，甘草 3 克。

加減變化　以頸椎病變為主者，加葛根 20 克，桑皮、川芎、殭蠶各 10 克；以腰椎病變為主者，加川牛膝、杜仲、木瓜、炮山甲、威靈仙各 10 克；若陽虛寒盛者，加附片 10 克，細辛 3 克；若患者舌紅脈細數而陰虛有熱者，去肉桂、炮薑，加知母、黃柏各 10 克，玄參 20 克。

功　　效　溫經通督，散寒通滯。

適應病症　增生性脊椎炎。

用藥方法　水煎服，日 1 劑。同時根據病變部位不同，按穴位敷貼蒼威骨刺膏（蒼耳子、威靈仙、川烏、草烏、炮山甲、薑黃、血蠍、乳香、沒藥、冰片、樟腦、黃蠟等）。

臨床療效　治療 89 例，其中痊癒（自覺症狀消失，檢查體徵陰性，恢復正常工作）46 例，占 51.7%；顯效（自覺症狀基本消失，天氣變化或過勞時尚有隱痛，檢查體徵陰性，可工作）22 例，占 24.7%；有效（症狀和體徵有不同程度的減輕）18 例，占 20.2%；無效（症狀和體徵無改變者）3 例，占 3.4%；總有效率 96.6%。

經驗體會　本病是由於中老年人的椎體及其周圍軟組織老化，發生退行性病變所引起。人到中年，精血漸虧，陽氣漸衰，督脈空虛，陽氣不佈，衛外不固，風寒濕邪乘虛而入，從足太陽膀胱經直犯督脈，寒濕閉阻，痰凝血瘀，經脈不通，以致腰脊項背痠痛不舒，背寒淅淅，遇寒痛劇，得熱痛減。陽和湯方中以熟地大補陰血為君，此乃「善補陽者，必於陰中求陽」；用鹿角膠血肉有情之品

---

[53] 趙明山等，〈陽和湯加減治療增生性脊椎炎 89 例〉，《中原醫刊》，1998，(1)：30。

溫通督脈為臣；用肉桂以消寒凝之氣；白芥子除皮裡膜外之痰；以麻黃開腠發汗；炮薑溫中散寒；甘草通利血脈，調和諸藥，共為佐使。諸藥合用，共奏溫經通督，散寒通滯之效。如邪居於上，發於頸椎，多兼風邪，故加葛根、桑枝、川芎、殭蠶以祛風通絡；如邪居於下，發於腰椎，必寒中多濕，故加川牛膝、杜仲、木瓜、威靈仙以壯腰解濕；寒甚者加附子、細辛以增強散寒止痛之力；有熱者去薑、桂，加知母、黃柏、玄參以滋陰清熱。由於本病多有瘀血阻滯，故用具有活血通絡，散寒止痛之功效的蒼威骨刺膏敷貼在相應的穴位上，貫通經絡血脈，內外兼治，收效迅速。

13.補腎消刺湯[54]

藥物組成 熟地、肉蓯蓉各 30 克，威靈仙、雞血藤、枸杞子各 20 克，骨碎補 12 克，透骨草 15 克，豨薟草 30 克。

加減變化 頸椎骨質增生綜合徵屬虛寒者加製川烏、桂枝；兼有熱者加羚羊角、水牛角、桑枝；兼脾虛氣弱者加黨參、黃芪、白朮；兼失眠多夢者加棗仁、珍珠母；腰椎骨質增生綜合徵屬腎精虧虛者加淮牛膝、菟絲子、鹿角片、補骨脂、杜仲；屬陰寒者加製川烏、小茴香。

功　　效 填精補髓，堅骨舒筋，宣通經絡。

適應病症 頸腰椎骨質增生綜合徵。

用藥方法 水煎服，日 1 劑，連續治療 10 天為 1 療程。

臨床療效 治療 128 例，其中頸椎骨質增生綜合徵 47 例，腰椎骨質增生綜合徵 81 例。臨床近期治癒（症狀及主要體徵消失，功能恢復正常）33 例，占 25.8%；顯效（症狀及主要體徵基本或大部分消失，功能有較好改善）36 例，占 35.9%；有效（症狀及主要體徵有所減輕，功能較原來有所改善）54 例，占

---

[54] 李仁燦，〈補腎消刺湯治療頸腰椎骨質增生綜合徵 128 例〉，《湖南中醫雜誌》，1998，⑴：33。

42.1%；無效（治療半月症狀及主要體徵無減輕，功能無改善，甚至加重）5例，占 3.9%；總有效率 96.1%。

經驗體會 頸腰椎骨質增生綜合徵，屬中醫「痺證」範疇，從臨床資料分析，本病一般多見於 40 歲以上中老年人，陰氣自衰，腎氣不足，衛陽不固，風寒濕邪乘虛而入。「至虛之處便是客邪之所」，因而凝著於頸腰部，經氣閉阻，不通則痛，邪結瘀凝，頸腰椎從而肥大增生。根據「治腎亦即治骨」的理論，筆者採用填精補髓，堅骨舒筋，宣通經絡，消除骨刺之品而組方。方中熟地補腎之陰；肉蓯蓉入腎充髓，且溫而不燥；骨碎補補腎鎮痛；雞血藤、豨薟草、透骨草通經活絡，行氣活血；威靈仙走竄通絡，消骨軟刺。

14.補腎活血通痺湯[55]

藥物組成 熟地 20 克，杜仲 15 克，仙靈脾、桑寄生各 12 克，骨碎補、當歸各 15 克，川芎 10 克，赤白芍各 20 克，雞血藤 30 克，威靈仙、桂枝各 15 克，羌活、獨活各 9 克，防風 12 克，甘草 10 克。

加減變化 頸項疼痛加葛根 30 克；腰痛加川斷、狗脊各 15 克；下肢疼痛麻木加牛膝 15 克，木瓜 12 克；病久纏綿不癒酌加蟲類搜剔之品，如全蟲、蜈蚣、土元、山甲、烏蛇。

功　　效 補益肝腎，強壯筋骨，祛風散寒，活血化瘀。

適應病症 脊椎骨質增生。

用藥方法 每日 1 劑，水煎分早晚 2 次溫服。

臨床療效 60 例經治後，痊癒（症狀、體徵完全消失，恢復工作）25 例，占 41.67%；好轉（主要症狀、體徵減輕或部分消失，能從事一般工作）33 例，占 55%；無效（症狀、體徵均無改善）2 例，占 3.33%；總有效率 96.67%。

經驗體會 脊椎骨質增生是中年以後發生的一種慢性脊椎退行性病變，屬中醫

[55] 姜希才，〈補腎活血通痺湯治療脊椎骨質增生 60 例〉，《國醫論壇》，2000，(2)：35。

「痺證」範疇，為本虛標實之證。本虛主要是肝腎虧虛，筋骨失養；標實主要是風寒濕邪侵襲，閉阻經絡，氣血瘀滯。治療當標本兼顧，補益肝腎、強壯筋骨以治本，祛風散寒除濕、活血化瘀、通經活絡以治標。方中熟地補腎填精；杜仲補肝腎，強筋骨；仙靈脾溫補腎陽，除冷風勞氣；骨碎補補腎壯骨，行血補氣；桑寄生祛風濕，補肝腎，強筋骨；當歸補血活血；川芎、赤芍活血化瘀；雞血藤補血行血，舒筋活絡；白芍和血脈，緩筋急；威靈仙祛風除濕，通絡止痛；桂枝溫經通脈；羌活散風祛濕；獨活搜腎經伏風；防風祛風散寒除濕；甘草調和諸藥。諸藥合用，可補肝腎、強筋骨、祛風濕、活血通絡，故治療脊椎骨質增生可收良好效果。

㈡中藥熏洗外敷方

1.骨刺通絡散[56]

| 藥物組成 | 川芎、威靈仙各 50 克，紅花 75 克，桃仁 50 克，草烏 40 克，木瓜 75 克，冰片 15 克，牡蠣 100 克，地龍（醋炒）50 克，炮山甲 5 克，沒藥 50 克。

| 功　　效 | 活血通絡，散瘀止痛。

| 適應病症 | 頸椎病、腰椎增生、膝關節增生等。

| 用藥方法 | 上藥共研細末，裝瓶密封備用。用時視病變面積大小取適量藥粉，用陳醋、白酒各半調成糊狀，敷於病變部位，約 0.5～0.7 公分厚，用塑膠薄膜或不吸水紙隔蓋，以防過早乾燥，外用紗布繃帶固定。在腰椎處可縫製內襯塑膠薄膜的方形紗布袋，上留口，將藥填入布袋內層，緊貼腰部病變部位，於布袋兩邊各繫 2 根布帶以固定於腰腹部。每次敷 7 小時，每日 1 次。如疼痛或眩暈等症較重，可每日 2 次；如皮膚過敏患者，可隔日 1 次。15 天為 1 療程。

| 臨床療效 | 治療頸椎病、腰椎增生、膝關節增生分別為 34、27、16 例，分別

---

56 曹聖榮，〈骨刺通絡散治療頸腰膝骨質增生〉，《中國骨傷》，1993，⑸：30。

痊癒 28、18、7 例，顯效 4、6、2 例，有效 1、3、6 例，無效 1、0、1 例。3 種病的總有效率均在 93% 以上，但以頸椎病療效為優，腰椎增生次之，膝關節增生效果最差。

經驗體會 頸腰膝骨質增生是最常見的中老年退行性病變，筆者採用自擬骨刺通絡散外敷治療，取得一定療效。方中以草烏、靈仙、地龍、穿山甲、木瓜，溫經舒筋通絡；川芎、紅花、桃仁、沒藥，行氣活血化瘀；牡蠣、陳醋，軟堅散結消刺；冰片、酒、醋，行散消腫止痛。酒、醋還有促進軟組織吸收滲透作用。諸藥合奏活血通絡，散瘀止痛之功。藥物有效地促進局部組織的氣血運行，消除軟組織腫脹炎症，減輕或解除血管神經壓迫症狀，調整並增加軟組織的適應能力，恢復調節椎體與其周圍結構的機能平衡，從而達到治癒的目的。通過臨床療效觀察比照：3 種病的總有效率均在 93% 以上，但以頸椎病療效為優，腰椎增生次之，膝關節增生效果最差。這與膝部關節結構複雜，負重最多，病情頑固有密切關係。本方在使用過程中往往會出現皮膚搔癢等輕度過敏反應，一般可慢慢消失，遇有皮膚潰爛之不良現象，可停用。

2. 龜齡壯骨膏[57]

藥物組成 人參、鹿茸、海馬、蓯蓉、杜仲、菟絲子、補骨脂、公丁香、穿山甲、紅花、牛膝、淫羊藿、青風藤、海風藤、羌活、麻黃、白芷、木瓜、獨活、威靈仙、製川烏、製草烏、地龍、土元、麝香、當歸、熟地、川芎、雀腦。

功　　效 補脾腎，益精髓，強筋骨，活血祛瘀，散寒除濕止痛。

適應病症 頸腰椎骨質增生。

用藥方法 將上藥熬至成膏，分裝成張，加熱溶化後貼於疼痛處，3 天更換 1 次。

臨床療效 治療 400 例，其中治癒 130 例，好轉 250 例，無效 20 例，總有效率 95%。

---

[57] 楊根生等，〈龜齡壯骨膏止痛的臨床觀察〉，《中醫外治雜誌》，1995，⑵：26。

經驗體會 藥膏外敷是中醫治病的方法之一。筆者研製的龜齡壯骨膏外貼治療本病，方中人參大補元氣、補脾益肺；鹿茸、海馬、蓯蓉、杜仲、菟絲子、淫羊藿、補骨脂補腎陽、益精髓、強筋骨；公丁香溫補腎陽；牛膝、穿山甲、當歸、川芎、地龍、土元、紅花等活血祛瘀；製雀腦、熟地等補腦養血；青風藤、海風藤、白芷、麻黃祛風散寒；木瓜、威靈仙、羌活、獨活、製川烏、製草烏等除濕止痛；麝香芳香透皮活血，多味藥配伍，相得益彰。目前對於疼痛的治療，長期服用中西藥物療效欠佳，且有副作用。選用本膏，病患易接受，療效可靠。

3. 骨刺膏[53]

藥物組成 血竭、製乳香、製沒藥、冰片、黃蠟各適量，製川烏、製草烏、川芎、炮山甲、威靈仙、薑黃、桂枝。

功　　效 活血通絡，散瘀止痛。

適應病症 頸腰椎骨質增生。

用藥方法 將血竭、製乳香、製沒藥、冰片、黃蠟等，隔水熬製成膏備用，其他藥物適量，共研細末，裝瓶密封備用。用時取膏藥適量於膠布上，面積約 2 平方公分，再取藥粉適量摻在膏藥上，根據病變部位不同，分別取天柱、大杼、腎俞、氣海俞、腰 3～5 夾脊、次髎、阿是穴，將膏藥貼在穴位上，再用膠布固定。7 天為 1 療程。嚴重皮膚過敏潰爛者，應停止使用。

臨床療效 治療 136 例，痊癒 64 例，占 47.1%；顯效 48 例，占 35.3%；有效 19 例，占 14.0%；無效 5 例，占 3.6%；總有效率 96.4%。

經驗體會 頸腰椎退行性病變，其最早多起源於椎間盤的脫水、變性及容積減少所引起的椎節動力性不穩，以致繼發髓核突出、韌帶骨膜撕裂、韌帶—椎間盤間隙的出現及血腫形成，隨著韌帶下間隙的血腫的形成，纖維母細胞即開始

活躍，並逐漸長入血腫內，漸而以肉芽組織取代血腫。如在此間隙內不斷有新的撕裂及新的血腫，則在同一椎體可顯示新老各病變並存的現象。隨著血腫的機化、老化和鈣鹽的沉積，最後形成突向椎管或突向椎體前緣的骨贅。此骨贅可因局部反覆外傷，周圍韌帶持續牽拉和其他原因，通過出血、機化、骨化或鈣化而不斷增大，質地變硬。骨刺膏方中以製川烏、製草烏、威靈仙、炮山甲、桂枝溫經舒筋，通經通絡；川芎、製乳香、製沒藥、薑黃、血竭行氣活血化瘀；冰片祛瘀消腫止痛。諸藥合奏活血通絡、散瘀止痛之功。敷貼在相應的穴位上，藥物循經有效地促進局部組織的適應能力，恢復調節椎體與其周圍結構的機能平衡，從而達到治癒的目的。在敷貼過程中，往往會出現皮膚搔癢等輕度過敏反應，一般可自行消失，遇有皮膚潰爛者應停止使用。

4. 金黃膏[59]

藥物組成　三百棒 300 克，桂枝 50 克，馬錢子 15 克。

功　效　行氣活血，通絡止痛。

適應病症　脊椎骨質增生。

用藥方法　上藥研細末過 45 目篩，用沸水充分攪拌混合成糊狀，冷卻後裝入瓶中備用。用時在患部及明顯放射的相應部位，將「金黃膏」平攤於芭蕉葉上外敷，包紮固定，每日換藥 1 次。10 天為 1 療程。

臨床療效　治療 250 例，治癒 208 例，占 83.2%；顯效 17 例，占 6.8%；有效 12 例，占 4.8%；無效 13 例，占 5.2%；總有效率 94.8%。

經驗體會　「金黃膏」係名醫李永恕祖傳秘方，其中草藥三百棒據《湖南藥物志》記載有行氣活血、理氣止痛之功；桂枝辛溫通絡；馬錢子活絡止痛。諸藥合用，具有活血化瘀，通絡止痛功能。外敷患處直接作用於病損部位，促進局

---

[59] 吳元秀等，〈「金黃膏」治療脊椎骨質增生 250 例臨床觀察〉，《湖南中醫雜誌》，1996，(2)：13。

部新陳代謝，改善局部微循環。經臨床觀察，療效確切，且療程短，使用簡便，是值得推廣的民間療法。

㈢針灸療法處方

※處方 1[60]

選　　點　患者面對椅背坐，兩上肢放在靠背頂上，暴露治療範圍，尋找患病椎體相應部位表皮上的「黨參飲片花樣變化」花斑，選擇在脊椎上及兩側 3 公分以內的花斑最好，無花斑可選壓痛點或增生椎體兩側。

治　　法　常規消毒後，用 2% 普魯卡因在花斑中央注射 0.2 ml 局麻。稍等，右手持挑治針，左手固定皮膚，先挑破皮膚，再挑纖維，挑起纖維時，針平行向前滑動，將纖維挑斷並盡量將纖維挑淨。每次挑 3～4 個花斑，其中一定要有 1 個在椎體上，其餘的要選擇患側部位的花斑。挑完後，在創面上敷蓋 1 薑片，用紗布覆蓋，膠布固定。薑片要現用現削，越薄越好。待創口癒合後薑片自然脫落，7 天挑 1 次，5 次為 1 療程。大部分 1 個療程即可治癒。1 個療程不癒者，間隔 7 天後，再做第 2 個療程。

臨床療效　治療 62 例，其中治癒（疼痛完全消失，脊椎骨無局部壓痛，1 年內沒有復發者）49 例，占 79%；好轉（疼痛基本消失，能恢復正常工作，但 1 年內復發者）10 例，占 16%；無效（治療後，臨床症狀未見變化）3 例，占 4.8%；總有效率 95.2%。

經驗體會　挑治貼薑療法治療增生性脊椎炎具有取點簡便，效果明顯，安全等優點。本療法之所以取得良好的效果，其作用機理是：1.從中醫角度看，本病多因氣血瘀滯或腎氣虧虛，又遭風寒侵襲而致經絡阻滯，不通則痛。挑治具有

---

[60] 董占華等，〈挑治貼薑治療增生性脊椎炎 62 例療效觀察〉，《中國民間療法》，1995，⑶：12。

通經活絡，祛瘀止痛之功；生薑藥性溫熱，能散寒解表，有振奮陽氣，祛風散寒之力，故二者起到標本兼治，經絡通調，調順氣血之效。2.從現代醫學角度看，是因其改變了病變周圍軟組織由於受增生的骨質壓迫而出現的水腫、炎症，促進已停滯於病灶部位的組織液之新陳代謝，消除肌肉痙攣和緩解疼痛、麻木、僵板等症狀，從而達到了新的機體平衡。

※處方 2[61]

取　穴 夾脊穴，取增生脊椎及上下一脊椎棘突下各旁開 0.5 寸。

操作方法 先常規消毒夾脊穴，用 1.5～2 寸毫針刺夾脊穴，針尖向脊椎方向與脊中線呈 15～30 度進針，針 1～2 寸，得氣後停止進針，然後在針柄上接電針治療儀的導線，將輸出電流調至 0 度，選好低頻脈衝電流的波形和頻率（體實者選用密波或疏密波；體虛者選用短波），輸出電壓調在 6V，然後打開電源開關，調節電流量，從小到大，以患者能忍受舒適為度。留針 30 分鐘。若患者耐受力強，在留針期間可加大 1、2 次電流量。若冷痛者加 TDP 燈照射。每日電針 1 次，連續 6 次為 1 療程，一般休息 1 日，又續作第 2 個療程。

臨床療效 治療 116 例，其中痊癒（臨床症狀和陽性體徵完全消失，活動如常人）66 例，占 56.9%；顯效（臨床症狀和陽性體徵明顯改善，活動基本正常）38 例，占 32.7%；有效（臨床症狀和陽性體徵較治療前有所改善）11 例，占 9.4%；無效（治療 5 個療程，臨床症狀和陽性體徵以及功能活動等無改善）1 例，占 0.9%；總有效率 99.1%。

經驗體會 脊椎骨質增生的病因病機多因風寒濕邪，閉阻經絡；或因勞損筋骨，氣滯血瘀；或因肝腎虧虛，精血不足，不能濡養筋骨，致局部脈絡空虛，又感風寒濕邪，使營衛氣血不和，經脈閉塞不通；或因椎體退變之骨刺壓迫局

---

❻ 曾才鑫，〈電針夾脊穴治療老年頸腰椎骨質增生 116 例療效觀察〉，《中國針灸》，1999，
　（3）：154。

部神經血管等組織。

電針夾脊穴，不僅可使電針效應直接作用於脊椎患處，還可通過神經走行（經絡分佈）治療肩臂、腰腿等相應部位的疾患。其機理在於電針夾脊穴能促進氣血運行，活血化瘀，通經止痛。若加 TDP 燈照射，更能溫經散寒，祛風除濕。另一方面，人體組織是由水分無機鹽和帶電生物膠體組成的複雜電解質電導體，當電針上的脈衝電流作用於人體時，組織中的離子會發生定向運動，消除細胞膜極化狀態，使離子濃度和分佈均發生變化，從而影響人體組織功能。因此低頻脈衝電流通過毫針刺激夾脊穴，能調整人體功能，降低脊髓的應激能力，加強止痛鎮靜，促進血運，調整肌張力和緩解血管痙攣，消除炎性水腫，改善其功能，從而達到臨床治癒之效。

第二章

膝關節骨刺

第二章　膝關節骨刺

㈠中藥內服方

1. 地鱉杜仲湯[1]

| 藥物組成 | 炙地鱉、蘄蛇肉、生甘草各 9 克,白蒺藜、骨碎補各 15 克,厚杜仲、紅梅梢、生苡仁各 30 克,生黃芪 12 克。 |

藥物組成　炙地鱉、蘄蛇肉、生甘草各 9 克,白蒺藜、骨碎補各 15 克,厚杜仲、紅梅梢、生苡仁各 30 克,生黃芪 12 克。

加減變化　腫脹明顯者,加澤瀉 15 克、白茯苓 9 克;疼痛明顯者,加鬼針草 30 克、絡石藤 12 克;骨贅明顯,伴有骨質疏鬆者,加補骨脂 12 克、淮牛膝 9 克。

功　　效　活血補腎,消腫止痛。

適應病症　老年性膝關節退行性關節炎。

用藥方法　水煎服。

臨床療效　治療老年性膝關節炎 40 例,其中顯效 28 例,好轉 5 例,一般 4 例,無效 3 例,總有效率 92.5%。

經驗體會　老年性膝關節炎為老年性脫鈣,骨質疏鬆,骨質退行性改變所致。長期不良刺激,導致膝關節滑膜炎性反應,炎性液的滲出,代謝產物的積蓄,如 5-羥色胺、組織胺等,使關節腫痛,活動受限。地鱉杜仲湯方中以炙地鱉活血逐瘀;配以蘄蛇肉、白蒺藜、紅梅梢等除痹通絡;以厚杜仲、骨碎補等補腎壯骨,並隨症加減,手法點穴拿筋,利骨鬆筋。從而達到活血補腎,消腫止痛之目的。

---

[1] 陳秉中,〈40 例老年性膝關節炎的治療〉,《四川中醫》,1987,⑾:35。

2. 蠲水湯 [2]

藥物組成 白花蛇草、土茯苓各 30 克，黃柏 15 克，車前草 20 克，赤芍 15 克，澤瀉 30 克，夏枯草 15 克，透骨草 18 克，劉寄奴 12 克，王不留行 12 克，全蠍 9 克（研末沖服）。

加減變化 陰雨寒冷天氣，關節腫痛加重者，加獨活 15 克；經藥物治療，腫漸消而疼痛不減者，加川牛膝、紅花各 20 克，土鱉蟲 10 克。

功　　效 清熱解毒，祛瘀蠲水。

適應病症 膝關節退行性改變合併滑膜炎。

用藥方法 用水煎取 500 ml 藥液，分 2～3 次服完，1 日服 1 劑，連服 6 天，停藥 1 天。

臨床療效 治療 42 例，其中顯效 13 例，好轉 27 例，無效 2 例，總有效率 95%。

經驗體會 本病的發生主要是瘀水互結，滯留關節，瘀久化熱而致。經日：「諸濕腫滿皆屬於脾」，「腎者水臟，主津液」。膝關節退行性改變出現關節積液，與年老脾腎兩臟虧虛有密切關係，多因脾失健運，水濕停滯，腎失蒸化，開闔不利，水邪泛濫，導致水濕停留關節，阻礙氣機，氣滯血瘀，日久瘀水互結，蘊而化熱而致。另外，本病易合外邪內侵，邪氣閉阻脈絡，深入骨骱，故與天氣變化關係極為密切。蠲水湯是根據本病病理因素瘀、水、血熱而自擬的方劑，是治標法之一。方中白花蛇草、土茯苓、黃柏、透骨草清熱解毒，祛濕蠲水；車前草、澤瀉淡滲利水；赤芍、王不留行、劉寄奴、夏枯草、全蠍活血化瘀，軟堅散結，通絡止痛。膝關節退行性病變合併關節腔或滑囊積液單服蠲水湯煎劑，是行之有效的。其消腫止痛作用較為迅速，無毒副作用，是一種較理想的湯劑。

---

[2] 周翠英，〈蠲水湯治療膝關節退行性病變合併滑膜炎 42 例〉，《山東中醫雜誌》，1991，（3）：21。

3. 增生消痛湯[3]

藥物組成 穿山甲 9 克，皂刺 12 克，公英 24 克，金銀花 24 克，紅花 12 克，土鱉蟲 10 克，赤芍、獨活各 15 克，熟地 12 克，王不留行 15 克，川牛膝 18 克，三七粉 2 克（沖），鹿銜草 15 克，苡米 20 克。

加減變化 關節腫脹明顯，伴有關節積液，去熟地、鹿銜草，加黃柏 12 克，車前草 20 克，防己 9 克，炒水蛭 9 克。

功　　效 軟堅散結，清熱解毒，活血通絡。

適應病症 增生性膝關節病。

用藥方法 每日 1 劑，水煎取汁分次溫服，同時配合活血止痛散水煎燙洗患處，每日 1～2 次，每次 30～60 分鐘。

臨床療效 治療 55 例，其中臨床治癒（膝關節腫痛消失，功能活動恢復正常，隨訪 1 年未復發者）21 例，占 38.18%；顯效（膝關節腫痛明顯減輕，功能活動基本恢復，隨訪 1 年無大的反覆）26 例，占 47.27%；有效（膝關節腫痛有所減輕，功能活動有改善）5 例，占 9.09%；無效 3 例，占 5.45%；總有效率 94.55%。

經驗體會 增生性膝關節病屬於中醫「痹證」的範疇。從發病年齡來看，40 歲以上發病占 95% 以上，多肝腎漸虛，不能束筋利骨所致。但是，有骨質增生的人，不一定就出現關節腫痛等臨床表現，病人的臨床表現和 X 光檢查不一定符合。在臨床上，僅 30% 有 X 光改變者有臨床症狀，所以說肝腎兩虛不是增生性疾病生疼痛、腫脹的主要原因。筆者在臨床上觀察到，病人在發病前或症狀加重時，多有受涼、勞累或輕微的扭傷等誘發因素，所以本病的發生主要由於在肝腎兩虛的基礎上，又感受外邪，邪氣乘虛入裡，瘀阻經脈，閉阻關節，或膝關節長期磨損受傷，氣滯血瘀，痰瘀內結，蘊而化熱，瘀阻關節而發病。在治療上，採用軟堅散結、清熱解毒、活血通絡為主的治療方法，自擬增生消痛

---

[3] 杜秀蘭，〈增生消痛湯治療增生性膝關節病 55 例〉，《山東中醫雜誌》，1994，(1)：14。

湯方中用穿山甲、皂刺、王不留行軟堅散結；公英、金銀花清熱解毒；紅花、土鱉蟲、三七粉、赤芍、鹿銜草活血通絡，佐以熟地、川牛膝、苡仁、獨活強壯筋骨。全方以祛邪通絡為主，補益肝腎、強壯筋骨為輔，「邪去正自安」，取得較好療效，比單純採用溫補肝腎的效果要明顯。同時配合活血止痛散燙洗局部，能促進局部血液循環，有消腫、消炎的作用，止痛效果更好。

4. 骨痺散[4]

藥物組成 牛膝、千年健、全蠍、炮甲、鹿角膠、紅花、川椒、當歸、桃仁、製乳沒、淫羊藿等。

功　效 補腎養血，強筋壯骨，活血化瘀，行氣止痛。

適應病症 增生性膝關節炎。

用藥方法 各藥共研末過 80 目篩。每服 3 克，早、晚飯後服，15 天為 1 療程，連服 2 個療程，2 個療程之間停服 3～5 天。治療期間禁食腥、冷、酸物。

臨床療效 治療 30 例，其中痊癒（關節疼痛消失，隨訪 3 個月無反覆）3 例；顯效（關節疼痛基本消失，但每逢陰雨天寒冷或勞累後仍有輕度痠楚不適，或分型由重型變為輕型）16 例；有效（關節疼痛減輕，活動功能改善，生活能自理，或分型由中型變為輕型，重型變為中型）10 例；無效（症狀及分型均無變化）1 例；總有效率 96%。

經驗體會 本病為退行性病變，其發生與某些外因如外傷、不適當用藥等因素有關。中醫認為本病是由於年老體弱及長期慢性勞損致肝腎陰虛，氣血不足，不能濡養筋骨，加之外邪侵襲，留滯於經絡，營衛氣血失調，筋骨失養所致。骨痺散中，淫羊藿、鹿角膠、千年健、牛膝、當歸補腎養血、強筋壯骨以治本；桃紅、乳沒活血化瘀、行氣止痛；佐以炮甲、花椒等祛風通絡、溫陽散寒、通血脈、利關節、消腫止痛。諸藥合用，既可消除關節周圍的炎性改變和肌肉的

---

❹ 李松林，〈骨痺散治療膝增生性關節炎 30 例〉，《中國民間療法》，1995，(5)：15。

痙攣水腫，改善局部的血液循環，調整其生物機械應力分佈的紊亂，而且對改善患者缺鈣和延緩其生理性退化均有一定的作用。本病早期症狀輕，治療效果好，故應早發現，早治療。這樣可以延緩本病的發展，但很難消除已形成的骨刺。患者治癒或好轉後，每於超負荷活動或受冷時常復發，說明根治不易，患者應避免運動量過大，冬季要注意保暖，老年人應慎用激素，以免造成繼發性醫源性骨質增生，使病情加重。

5. 健膝湯[5]

藥物組成　鹿銜草 20 克，骨碎補 12 克，牛膝 15 克，雞血藤 30 克，路路通 10 克，伸筋草 20 克，木瓜 15 克，透骨草、威靈仙、老鶴草各 20 克。

加減變化　寒濕明顯者加川烏（先煎）、桂枝、蒼朮；濕熱明顯者加苡仁、黃柏、蒼朮；腫脹顯著者加天仙藤、丹參、地龍。

功　　效　固本祛邪，疏經止痛。

適應病症　膝關節骨質增生。

用藥方法　將上藥每日 1 劑，水煎 2 次取藥汁 500 ml，早晚分服。將剩餘藥渣裝入紗布袋內，放入盆中再加水 1500 ml，加熱煮沸 20 分鐘後，加入少量黃酒，趁熱熏洗膝關節，邊洗邊在患處按摩，待溫度適宜時，再將藥袋放置於膝關節進行熱熨。每日熏洗 1 次，每次約 20 分鐘。

臨床療效　治療 67 例，其中痊癒（腫脹疼痛完全消失，膝關節功能活動恢復正常或接近正常）11 例；好轉（疼痛明顯減輕，腫脹消失，膝關節功能活動有所改善）54 例；無效（腫脹疼痛無改善）2 例；總有效率 97%。

經驗體會　膝關節骨質增生屬中醫「骨痹」範疇，以中老年患者為多，其病因病機多為肝腎兩虛，筋骨失榮，加之外傷、勞損或風寒濕邪侵襲，留注關節所致。中醫認為「不通則痛」，「不榮則痛」，故擬健膝湯內外同時用藥治療本病，

---

❺ 趙龍，〈健膝湯治療膝關節骨質增生〉，《中國骨傷》，1996，⑵：41。

方中以鹿銜草、骨碎補、牛膝補肝腎、壯筋骨、活血脈、利關節為君藥；以雞血藤、路路通養血活血通絡，逐經絡之瘀滯；木瓜、威靈仙、伸筋草等諸藥袪風除濕，舒筋止痛以袪邪；且牛膝又可引藥達病所。諸藥共奏固本袪邪，疏經止痛之功。另外，用藥渣直接熏洗患處，可改善局部的血液循環，增強局部的新陳代謝，有利於腫脹的吸收消退，從而減少了代謝產物對局部的不良刺激，使腫痛減輕，關節功能恢復。

6.消炎止痛沖劑[6]

藥物組成 黃芪 30 克，當歸、製乳香、製沒藥、紅藤各 10 克，銀花、紫花地丁各 15 克，天花粉、赤芍各 9 克，陳皮、生甘草各 6 克。

功　　效 補益氣血，消炎止痛。

適應病症 膝關節骨性關節炎。

用藥方法 將上藥研為細末，每次 20 克，每日 2 次，溫水送服，連續 12 週。同時可配合關節內沖洗和應用抗生素。

臨床療效 治療 40 例，其中近期治療效佳 35 例，近期治療效差 5 例；遠期治療效佳 27 例，遠期治療效差 13 例。

經驗體會 中醫認為，該病是因人到中年後肝腎漸衰，氣血虛弱，無以濡養筋骨所致。針對本病中老年患者居多，病程長的特點，方中重用黃芪，補益氣血、開助通行；陳皮理氣疏滯、調整全身氣機；銀花、紅藤清熱解毒；乳香、沒藥消腫止痛；甘草化毒和中。諸藥合用，具有良好的補益氣血、消炎止痛之功。臨床觀察顯示，服藥後患肢腫脹明顯消退，疼痛減輕，肌肉痙攣緩解，關節活動度增加。實驗研究表明，本方不僅有一定的清熱解毒之功，而且還具有調節人體紅細胞免疫粘附活性，增強機體免疫功能的作用，控制滑膜炎症發展，有

---

❻ 劉保平等，〈中西醫結合療法治療膝關節骨關節炎的臨床觀察〉，《中國中醫骨傷科雜誌》，1996，(2)：18。

助於滑膜炎症吸收，促進軟骨的修復。

7.二仙四物湯[7]

藥物組成 仙茅、仙靈脾、骨碎補、牛膝、伸筋草各 15 克，丹參、威靈仙各 20 克，木瓜 10 克，穿山甲、當歸、川芎各 9 克。

加減變化 寒濕較甚者加川烏、草烏各 10 克，桂枝 6 克；濕熱明顯者加蒼朮 10 克，黃柏 6 克；腫脹嚴重者加防己 15 克，生苡仁 30 克。

功　　效 舒筋通絡，行氣止痛，滋補肝腎，鬆解粘連。

適應病症 膝關節骨性關節炎。

用藥方法 每日 1 劑，水煎取汁分次溫服。

推拿方法 患者俯臥位，醫者施用滾法在膕窩及腿後側外滾動以放鬆肌肉，然後點按患肢承扶、殷門、委中、承山、崑崙等穴，再用掌推法沿患側下肢足太陽膀胱經平推至足跟 7～8 次，接著用雙手拇指與其餘四指相對循足三陽經和足三陰經往返提拿 5～7 次，以激發經氣，增大經脈氣血循環，最後用屈腿法，使小腿膝關節屈曲，足跟盡可能貼近臀部，活動 7～8 次，患者仰臥位，醫者雙掌重疊，按揉膝蓋以舒筋活絡，然後點按膝眼、犢鼻、血海、鶴頂、陽關、陽陵泉等穴，以通經活絡，止痛，接著雙手掌分別置於膝關節內外側，抱而團揉以發熱為度，最後用屈伸法，屈伸膝關節 7～8 次。

臨床療效 治療 68 例，經治後疼痛消失，功能恢復正常者 52 例；疼痛緩解，功能恢復正常者 14 例；無效 2 例；總有效率 97.4%。

經驗體會 本法以舒筋通絡，行氣止痛，滋補肝腎之中藥合推拿手法於一體，能疏通經脈，使其氣血通暢，激發經氣循行，通達經絡，內調臟腑，加強肝腎的功能，外調病變部位經過的經脈，膝關節營養得到改善，滋潤肌膚，滑利關節從而緩解疼痛，使肌肉筋骨功能得到恢復。

---

❼ 鄔衛平，〈中醫治療膝關節骨質增生症 68 例體會〉，《甘肅中醫》，1997，(6)：31。

8. 袁氏骨痹湯[8]

藥物組成 黃芪 60 克，白芍 30 克，當歸、木瓜各 15 克，威靈仙 15 克，五加皮 6 克，熟地 30 克，丹參 20 克，砂仁 6 克，炙甘草 10 克。

加減變化 肝腎虛明顯加仙靈脾、懷牛膝、杜仲；痛明顯加雞血藤、玄胡、蜈蚣。

功　　效 益氣養血，補益肝腎，強壯筋骨，祛風散寒，通絡止痛。

適應病症 膝增生性關節炎。

用藥方法 上方每日 1 劑，水煎服。先煎 2 次，分早晚內服。第 3 煎加水 1500 ml 並煎至 800 ml 左右，用來熏洗患膝關節，每晚 1 次，每次半小時。連用 10 天為 1 療程，一般用藥 1～4 個療程。

臨床療效 治療 30 例，其中痊癒（治療後臨床症狀完全消失，恢復正常工作）18 例；顯效（臨床症狀基本消失，受涼或勞累後有輕微症狀）8 例；好轉（臨床症狀明顯減輕，但仍有部分症狀存在）4 例；總有效率 100%。治療時間最短為 1 個療程，最長為 5 個療程，平均為 2 個療程。

經驗體會 增生性膝關節炎屬中醫「骨痹」範疇，基本病機為氣血不足，肝腎虧虛，風寒瘀滯，膝絡閉阻。骨痹湯用黃芪、炙甘草益氣；當歸、白芍養血；熟地、五加皮補益肝腎，強筋壯骨；丹參、木瓜、威靈仙活血通絡，祛風散寒；砂仁醒脾和中以防藥物過於滋膩傷胃。諸藥合用，有益氣養血，補益肝腎，強壯筋骨，祛風散寒，通絡止痛之功效。本方重用黃芪益氣，取其力專性走，周行全身，以扶助正氣，增強活血通絡諸藥之力。輔以熟地、白芍、木瓜養肝柔筋緩急，能鬆弛關節而止痛。由於藥症相符，故能收到顯著療效。

9. 祛痛消腫湯[9]

藥物組成 透骨草、乳香、沒藥、獨活、車前子各 30 克，澤瀉 20 克。

---

[8] 袁先智，〈骨痹湯治療增生性膝關節炎 30 例〉，《實用中醫藥雜誌》，1998，(3)：40。

[9] 李有忠等，〈祛痛消腫湯熏洗治療增生性膝關節炎併關節腔積液 69 例〉，《四川中醫》，

加減變化 若關節紅腫熱痛，加黃柏 15 克，土茯苓 30 克，防己 20 克，薏仁 30 克；若膝關節腫脹而皮色不變，無熱感，加桂枝、川椒各 15 克。

功　效 活血化瘀，祛風通絡，利水消腫。

適應病症 增生性膝關節炎併關節腔積液。

用藥方法 上藥先用 500 ml 水浸泡 1 小時，文火煎取 300 ml，2、3 煎各加水 350 ml，文火各煎取 250 ml，3 煎藥液混合後加溫至沸。藥液燙時先熏蒸患側膝關節，待溫度降至皮膚能耐受時再用藥液泡洗膝關節，每次熏洗 30 分鐘。每天 3 次。每日 1 劑，10 天為 1 療程。

臨床療效 治療 69 例，第 1 個療程治癒 15 例，占 21.74%；顯效 54 例，占 78.26%。第 2 個療程治癒 53 例，占 76.81%；顯效 16 例，占 23.19%。追訪 1 年，因過度勞累或外傷，治癒組復發 3 例，顯效組復發 5 例，均複用上法治療 2 個療程後獲顯效。

經驗體會 方中透骨草祛風除濕，舒筋活血；乳香、沒藥相須為用，活血消腫止痛；獨活助透骨草祛風除濕，散寒止痛；澤瀉、車前子利水消腫。若腫脹處皮色不紅，無熱感者，則屬陰水，故用桂枝、川椒辛溫通陽，溫化水濕；若腫脹處皮色發紅，局部熱感，則屬濕瘀化熱，故用黃柏、薏仁、土茯苓、防己清熱化濕。諸藥合用使瘀血祛，水濕消，經脈氣血通暢，而諸症消失。

10.麻桂溫經湯[10]

藥物組成 麻黃 8 克，桂枝、桃仁各 12 克，紅花 10 克，細辛 9 克，白芍、當歸各 20 克，牛膝 15 克，黃芪 30～50 克，甘草 6 克。

加減變化 寒偏盛者，關節冷痛，冬季痛明顯，常需戴防寒護膝，稍遇寒冷則疼痛難忍，脈沉緊，苔白厚，加製川烏、製附片各 10 克；痰濕偏盛者，關節沉

1998，(4)：41。

[10] 姚生蓮，〈麻桂溫經湯治療增生性膝關節炎 115 例〉，《陝西中醫》，2000，(7)：298。

重或稍腫脹，脈沉滑，苔白膩，加苡仁 20 克，白芥子、製南星各 10 克；有明顯瘀血，休息時疼痛加重，活動後稍減輕，痛有定處，脈沉澀，舌質紫或有瘀斑，加川芎、丹參各 20 克，三棱 15 克；病程較久、纏綿不癒者，酌加全蠍、蜈蚣、土元等蟲類藥物，以搜風透絡，解痙舒筋。

功　　效 溫經散寒，通絡祛瘀。

適應病症 增生性膝關節炎。

用藥方法 每日 1 劑，水煎分 2 次早晚內服。

臨床療效 治療 115 例，經服藥 2 個療程，其中臨床治癒（症狀全部消失，功能活動恢復正常）29 例，占 25.2%；顯效（全部症狀消失或主要症狀消失，關節功能基本恢復，僅在天氣變化時關節不適）52 例，占 45.2%；有效（主要症狀基本消失，關節功能基本恢復或有明顯進步，僅上、下樓梯時仍有輕度疼痛，關節稍有惡寒）23 例，占 20%；無效（和治療前相比，均無進步）11 例，占 9.6%；顯效率 70.4%；總有效率 90.4%。

經驗體會 膝關節增生性關節炎屬中醫「痹證」範疇，由腎氣虛，肝血不足，氣血兩虛，血虛血瘀等所致。筆者認為中老年人的增生性關節炎有其獨特的病理特點，人到中年，氣血漸衰，運行不暢，肝腎不足，筋骨失養，筋攣骨痿，關節屈伸不利，或骨質增生，以致關節變形，膝關節為全身負重關節，易受暴力與外邪的侵害。加之衛表不固，營衛不和，腠理空虛，寒濕之邪易於乘虛而入，寒瘀凝滯，阻於經絡，客於筋骨，留於肌肉關節，而發為痹證。臨床表現為關節劇痛，痛有定處，屈伸不利，遇冷助陰，寒聚而凝滯不通，疼痛加重；遇熱助陽，寒邪疏散，氣血較為流暢，疼痛緩解。寒凝經脈，氣血不暢，筋脈失養，是該病的主要病機。麻桂溫經湯方中白芍味酸補血斂營，柔筋止痛；麻黃、桂枝、細辛溫經散寒，通絡止痛；桃仁、紅花、牛膝活血祛瘀，散結止痛。鑑於中老年人病理特點，既要溫散寒邪，又要養血通脈，故在原方中加當歸、黃芪取其補血活血，益氣生血之效。另外，根據臨床不同兼證，寒盛加烏、附

以加強散寒止痛作用；濕邪盛，痰濁內停，加苡仁、白芥子以除痰祛濕；有瘀血徵象加川芎、丹參、三棱等加強活血通瘀功能，改善微循環瘀滯，通絡止痛。由於該方配伍得當，諸藥合用，可使寒散、瘀祛、絡通，則疼痛自除，故收到良好的效果。

(二)中藥熏洗外敷方

1.通絡熏洗液方[11]

藥物組成 蒼朮 30 克，防風 20 克，雞血藤 25 克，牛膝、當歸、羌活、地黃、雷公藤、紅花、川椒各 20 克，乳香、沒藥各 25 克，尋骨風、川烏各 20 克，草烏 10 克，木瓜 20 克，細辛 10 克，威靈仙、黃柏各 25 克，白芷、透骨草各 20 克，海桐皮、伸筋草各 25 克，馬錢子 1 克。

功　　效 舒筋活絡，消腫止痛。

適應病症 膝關節骨性關節炎。

用藥方法 將上藥用紗布包裹後，加水 1000 ml，武火煎 20 分鐘，再以文火煎至 600 ml。去包裹後趁熱熏洗患膝，至出汗度，並用力按摩患處。每日 2 次，每劑可用 5～7 日，5 劑為 1 療程。

臨床療效 治療 185 例，其中治癒（關節疼痛及腫脹消失，X 光檢查有明顯改善）85 例，占 45.9%；顯效（關節疼痛及腫脹基本消失，X 光檢查改善不明顯）98 例，占 53%；無效 2 例，占 1.1%；總有效率 98.9%。

經驗體會 骨性膝關節炎的病因係多種因素造成關節軟骨的破壞。其內在因素是由於關節軟骨本身的改變，由於機械性外傷或炎症等因素造成軟骨損傷，使軟骨成分的「隱蔽抗原」暴露引起自身免疫反應，造成繼發性損傷，關節軟骨的蛋白多醣合成受到抑制及膠原壓力增高，分解酶增加，滑潤作用下降，關節

---

❶ 王鉑欣等，〈熏洗液治療骨性膝關節炎 185 例〉，《中國骨傷》，1994，(5)：37。

軟骨面破壞。其病理形態上的改變主要為局限性、進行性關節軟骨破壞及關節邊緣的骨贅形成。從中醫辨證角度看，本病主要是肝腎氣衰，筋骨失養，症屬長期勞損，腠理空虛，風寒雜至，凝滯血脈，血不榮筋，二膝絡道不通。中藥熏洗可使局部血管擴張，血運增加，代謝增強，免疫力提高，從而使疼痛緩解，促進炎症和瘀血的吸收，起到舒筋活絡，固本祛邪，消腫止痛的作用。但需注意：掌握熏洗液的溫度，以免燙傷皮膚。急性炎症及皮膚破潰者禁用，皮膚易過敏者慎用。若溶液因蒸發減少，可加水至 600 ml。該熏洗液為外用藥，切忌內服。

2.中藥煎劑外洗方[12]

藥物組成 葛根、雞血藤、寬筋藤、川牛膝、川椒、川羌活、丹參、生川烏、生草烏、艾葉各 30 克，米醋 250 ml。

功　效 祛風除濕，溫經通絡，消腫止痛。

適應病症 增生性膝關節炎。

用藥方法 將上藥除米醋外，用紗布包裹，放鍋內。用 2500 ml 涼水浸泡 30 分鐘後，煮沸 30 分鐘，然後將藥液倒入盆內，加醋。先用 2 塊小方巾蘸藥液交替熱敷痛處，待水溫降至 40°C 時，用藥水洗患膝，並不停揉搓患處。如水溫下降，可加溫再浸洗。每次洗 1 小時左右，每天 1 次，每劑洗 3 天，10 劑為 1 療程。同時可配合膝關節腔沖洗。

臨床療效 治療 20 例，臨床治癒 15 例，好轉 5 例，總有效率 100%。

經驗體會 中醫認為本病的發生主要由於慢性勞損，久行傷骨以及年老腎衰，腎虛骨痿而引起。當人體肌表經絡遭受風寒濕邪侵襲後，氣機阻滯，血行不暢而致筋膜、肌肉、關節處疼痛、痠楚重著、麻木或關節腫脹、屈伸不利，若外邪纏綿，日久不癒，影響氣血的運行，則致肢體筋脈弛緩，軟弱無力，不能步

---

[12] 陸國章，〈中西醫結合治療增生性膝關節炎〉，《新中醫》，1995，(6)：22。

履。其治療以祛風除濕，溫經通絡，消腫止痛為主。現代研究發現本病的病因是由於機械因素積累性磨損，關節腔內壓增高刺激和壓迫腔內容物和股四頭肌，使膝關節正常的力學平衡失去所致。治療上以改善關節腔內壓，促進關節腔內容物組織的修復，促進股四頭肌功能恢復，使膝關節運動力得以恢復平衡為原則。根據此中西醫治療原則，筆者設計了這種中西醫結合療法。其原理如下：利用關節沖洗能有效地沖洗淨關節內的滲出物，改善關節腔內炎症所致病變的環境，清除妨礙關節活動和可能因卡壓而引起疼痛的組織碎屑，並因反覆壓力增加而起到按摩膝關節的撞擊療法的作用，從而達到改善關節腔內壓及促進腔內容物組織修復，為治癒本病創造一個好的局部內在環境。

　　根據本病中醫治療原則，選用有活血化瘀，溫經通絡，祛風濕作用的藥物，熱敷外洗，使藥物直達病變部位，改善局部血液循環，控制炎症反應，而達到消腫止痛的目的。加之股四頭肌功能鍛鍊，使其粘連鬆解，恢復其肌力和肌容積，使膝關節運動力學恢復平衡。這種內外兼施，中西並用，療程短，療效好，方法簡單實用。

3. 宋氏中藥外敷方[13]

藥物組成　生南星、生川烏、生草烏、靈仙、透骨草各 30 克，薑黃、細辛各 20 克，紅花、乳香、沒藥、當歸、白芥子各 15 克，牛膝、骨碎補各 20 克。

功　　效　祛風散寒，活血通絡，散結止痛。

適應病症　退行性膝關節炎。

用藥方法　在針灸刀治療 24 小時後，取下創可貼，將上述諸藥共研細末，取其 50 克，加食醋、白酒適量，調成稠膏狀，敷於膝前部，外用繃帶纏繞敷蓋，用熱水袋熨之。每劑用 2 天，每日熱敷 2 次，每次 30 分鐘，6 天為 1 療程。

---

[13] 宋高峰等，〈針灸刀配合中藥外敷治療老年退行性膝關節炎〉，《中醫外治雜誌》，1996，(1)：45。

臨床療效 治療 58 例，其中痊癒 41 例，占 70.7%；有效 16 例，占 27.6%；無效 1 例，占 1.7%；總有效率 98.3%。

經驗體會 老年退行性膝關節炎是老年性關節炎中的一部分，是生理退化作用積累所造成的結果，尤其是負重的膝關節，承受著一定的壓力，發生關節軟骨磨損而導致關節軟骨破壞，其周圍軟組織發生退變和勞損，產生無菌性炎症，炎症的化學物質刺激末梢神經，攣縮的軟組織卡壓血管神經束所引起的一系列症候群。中醫認為本病屬「骨痺」、「痛痺」的範疇，多由勞累過度或風寒濕邪侵入骨絡，導致氣滯血瘀，脈絡受阻，因此治當祛風散寒，舒筋活絡，活血止痛，方中生南星、生川烏、生草烏祛風通絡止痛，散瘀消腫；靈仙、透骨草祛風濕散寒止痛；紅花、乳香、沒藥、當歸祛瘀止痛，改善病變部位血運，有利於病變組織修復；白芥子通絡止痛，散結消腫；牛膝、骨碎補補益肝腎，壯筋骨；食醋增強藥物吸收；白酒能宣通血脈。諸藥合用其祛風散寒、活血通絡、散結止痛之功甚佳。針灸刀配合中藥外敷治療，筆者認為既發揮了任氏針灸刀治療軟組織勞損處頑固痛點的奇效，又鞏固了中藥外敷治療效果。二者同用有效地改善了局部的血液循環，消除軟組織炎症，鬆解了粘連，從而達到祛除病種，治療疾病之目的。

4. 傳氏中藥外敷方[14]

藥物組成 草烏、川烏、肉桂、靈仙、地龍、穿山甲、木瓜、川芎、桃仁、三棱、莪朮、牡蠣、透骨草、冰片、麝香等。

功　　效 祛風散寒，活血化瘀，溫經通絡。

適應病症 膝關節骨質增生。

用藥方法 上藥共研成細粉末狀，加入膏藥泥內，做成膏藥，將膏藥外敷於疼

---

[14] 傅其濤，〈中草藥膏藥外敷治療膝關節骨質增生的臨床研究〉，《中國老年學雜誌》，1996，(2)：76。

痛部位，外加彈性繃帶或護膝固定。如在寒冷季節，應給予局部熱敷以促進藥物透皮吸收。每天更換膏藥 1 次。連用 30 天為 1 療程，一般用藥 1～3 個療程。

臨床療效 療效標準：自覺症狀、體徵消失，恢復正常活動行走為痊癒；症狀、體徵均有明顯減輕，基本恢復正常活動行走，在天氣變化或過勞時尚有隱痛為顯效；症狀、體徵有不同程度減輕者為有效；症狀、體徵無改變者為無效。治療結果：單純疼痛型 45 例中，痊癒 32 例，顯效 11 例，有效 2 例；腫脹疼痛型 12 例中，痊癒 8 例，顯效 2 例，有效 2 例；毀損改變型 3 例中，顯效 2 例，有效 1 例。另外，2 例治療達 6 個月者，隨訪 4 年至今未復發，達到了長期、穩定、持久的治療效果。痊癒率 66.7%，顯效率 25%，有效率 8.3%。

經驗體會 骨質增生係寒濕凝滯，脈絡不通，以致疼痛著重，行動不利，中醫稱之為痹證。以往通常採用湯劑或中成藥口服，服藥半個月之後，大部分會出現食慾不振、噁心欲吐等消化道反應，並且，患處局部藥物濃度不夠理想，治療效果往往欠佳。對此，筆者選用對皮膚具有滲透吸收作用、對骨質增生又有一定治療作用的藥物，製成膏藥劑型局部外敷，通過提高局部作用的藥物濃度，達到顯著治療效果。方中草烏、川烏，祛風散寒；肉桂、靈仙、穿山甲、地龍、木瓜，溫經通絡；川芎、桃仁，活血化瘀；三棱、莪朮、牡蠣等藥，散結消刺；透骨草、冰片、麝香，通脈祛風，並能促進藥物透皮吸收。通過藥物有效組合，促進局部氣血運行，消除無菌性炎症，特別是散結消刺藥物的應用，使病變從根本上得到治療。本病多發於寒冷季節，冷天患處外敷膏藥之後，應予局部熱敷，增加局部血液循環，以促進藥物透皮吸收。病症好轉或痊癒後，每當冬季仍應膝部保暖或配戴護膝，避免長途行走或劇烈活動以免再次發病。

5.紅花川椒液[15]

藥物組成 紅花、川椒各 25 克，海桐皮、荊芥、防風、艾葉、五加皮、透骨

---

[15] 關非，〈中藥熏洗治療骨性膝關節炎 90 例〉，《黑龍江中醫藥》，1997，(1)：37。

草、牛膝各 20 克，公英、地丁、苦參、細辛各 15 克，甘草 10 克。

| 功　　效 | 清熱除濕，活血通絡。

| 適應病症 | 膝關節炎。

| 用藥方法 | 上方諸藥加水 2000 ml，煎於 1500 ml，以不燙為度，趁勢熏洗患處，每劑藥可連用 3 天，2 週為 1 療程，每日熏洗 2 次，每次約 20～30 分鐘。治療期間可減少活動。

| 臨床療效 | 治療 90 例，結果顯效（關節腫脹、疼痛、關節腔積液消失，X 光片有明顯改善者）54 例；好轉（關節腫脹、疼痛基本消失，X 光片無明顯改善者）29 例；有效（臨床症狀和體徵有改善者）7 例；總有效率 100%。

| 經驗體會 | 目前對本病尚缺乏更有效的治療方法，中藥熏洗能起到舒筋活絡，消腫止痛的作用，擴張局部血管，改善血運，促進代謝，使炎症和瘀血吸收。該方使用方便，不受條件限制，是一種療效顯著，值得推廣的中藥外治療法。

㈢針灸療法處方

※處方 1[16]

| 取　　穴 | 內外膝眼，膝髕下。

| 操作方法 | 患者取仰臥位，術者取 2 根 14.5 公分長銀質針，先後從患肢雙膝眼穴進針，斜刺交叉透過髕骨深面至對側表皮。另取 1 根 11.5 公分長銀質針從髕骨下緣正前方凹陷處進針，直刺約 5 公分深，撚轉，使患者有酸脹痛感，針感上達臀部，下抵足趾，留針，在針柄上裝上艾絨，點燃。以 3 壯為度，患者在銀質針溫灸過程中有溫熱行竄舒適之感。每週針刺溫灸 1 次，3 次為 1 療程。患者同時配合內服陸氏傷科經驗方（杜仲、金狗脊、補骨脂、大熟地、杭白芍

---

[16] 陸安琪，〈陸氏應用針藥治療增生性膝關節炎 200 例〉，《遼寧中醫雜誌》，1995，(8)：354。

各 12 克，懷牛膝 18 克，山萸肉 12 克，丹參 9 克，巴戟肉 12 克）。

臨床療效　治療 200 例，其中顯效（治療後，膝關節疼痛、腫脹基本消失，屈伸自如，屈膝達 160°）150 例，占 75%；好轉（關節疼痛、腫脹明顯減輕，屈膝功能比診前好轉）46 例，占 23%；無效（膝關節腫脹、疼痛略有減輕，屈膝功能無明顯改善）4 例，占 2%。總有效率 98%。

經驗體會　膝關節增生性改變，多發於 45 歲以上中老年人，本年齡組之人機體各部機能逐漸衰退，受風寒濕之邪侵襲，久之耗傷津液，氣血失調，致使筋脈失去濡潤，宗筋弛緩，不能束筋骨利關節，氣滯血凝，不通則痛，故關節腫脹、疼痛、屈伸不利、步行登樓困難。久病體虛，肝腎虧損，血不養筋，精髓不足則肌肉日漸消瘦，膝足痿弱不能行動。

　　陸氏傷科運用銀質針溫灸法以溫經通絡，消腫軟堅止痛為主。陸氏銀質針由白銀製成，其針較粗，質地較軟，不易折斷，針尖圓而鈍，不易刺傷骨膜和血脈，易刺及深部病變部位，針感刺激作用強。由於銀質製成，故傳導熱能遠較一般不銹鋼針要快。熱能傳導直接深入疼痛病變部位，促進血液循環，消除、改善無菌性炎症病變，疏邪氣，解痙攣，以通止痛，加溫灸以激發經氣，祛邪扶正，溫經通絡，使陽氣自復，寒氣自散，達到消炎止痛，活血消腫，溫經通絡之功。《素問‧痿論篇》曰：「……肝主身之筋膜……腎主身之骨髓」。又《素問‧上古天真論篇》曰：「……七八肝氣衰，筋不能動，天癸竭，精少，腎臟衰，形體皆極」。經旨闡明肝腎與筋骨氣血的密切關係，肝腎精血不足，則筋骨失養，以致手足拘攣，關節屈伸不利，腿足痿弱而不能行動。因此，陸氏銀質針溫灸法，配合陸氏傷科經驗方內服，治療增生性膝關節炎，具有溫經通絡，養血柔肝，益腎填髓之功。方中重用牛膝，以引助十二經脈，益陰壯陽填髓，腎中精髓充實，則骨骼堅強，步履自如。

　　「筋之總聚處，則在於膝」，故古人有「膝為筋之府」之稱。本病病位在膝關節，因此，對膝關節針刺治療，術者必需有一定的解剖學知識，不宜盲目、

多方向針刺、深刺、過度撚轉，以免損傷膝關節內、外周圍筋膜、筋肉、筋絡。

※處方 2[17]

取　穴 陽陵泉、陰陵泉、梁丘。

操作方法 患者仰臥，患側下肢半屈曲位（膕窩下用軟物支援，以使下肢肌肉放鬆）。常規消毒穴位，取 30 號 2 寸不銹鋼毫針，陽陵泉直刺 1.2 寸。陰陵泉直對陽陵泉刺 1.5 寸，梁丘直刺 1.2 寸。手法為平補平瀉，得氣之後留針 30 分鐘，留針期間 3 穴均於針尾插艾條段溫灸。隔日 1 次，10 次為 1 療程，休息 3～5 天進行下一療程。

臨床療效 治療 190 例，其中治癒（經 1～3 個療程治療疼痛消失，功能恢復正常，隨訪半年無復發者）81 例，占 42.6%；顯效（症狀基本消失，功能明顯改善）75 例，占 39.5%；有效（經治療後疼痛減輕）33 例，占 17.4%；無效（經 3 個療程治療症狀無改善者）1 例，占 0.5%。

經驗體會 增生性膝關節炎屬中醫「痹證」之範疇，乃由氣血虧虛，又感風寒濕邪而成。《濟生方·諸痹門》曰：「皆因體虛，腠理空疏，受風寒濕氣而成痹也。」本病多由於中年以後肝腎漸虧，氣血不足，風寒濕邪乘虛侵襲，留於膝部，阻滯氣血所致。治療當祛風散寒，除濕通絡，益氣補血為大法。脾胃為後天之本，氣血生化之源，脾胃健則寒濕除。取足太陰脾經之合穴陰陵泉，健脾除濕，散寒鎮痛。足陽明胃經為多氣多血之經，其郄穴梁丘為本經氣血聚集之處，取之補氣養血，活絡通經，祛風化濕。膝關節為諸經會集之處，取八脈交會穴之筋會陽陵泉祛風散寒除濕，舒筋通絡。三穴合用，共達標本兼治之功。又加溫灸更助散寒除濕，溫經通絡。另外，此三穴均在膝關節之周圍，有局部近治之效。臨床觀察表明，膝三針治療增生性膝關節炎療程短，見效快，療效高，同時還可避免因針刺膝眼不當而造成的膝部感染。

---

[17] 奚向東等，〈針灸治療增生性膝關節炎 190 例療效觀察〉，《中國針灸》，1996，(3)：25。

※處方 3（刺絡放血法）[18]

操作方法 在患肢膝關節體表周圍，找到瘀阻之血絡，局部常規消毒，用小號三棱針點刺出血，加罐 10 分鐘；若瘀絡不明顯者，加刺委中、足三里，用三棱針刺入皮下約 3～5 分鐘，搖擺數下，出針加罐。以上治療每 3 日 1 次。

臨床療效 治療 60 例，其中痊癒（疼痛及體徵消失，行走自如者）21 例，占 35%；顯效（疼痛基本消失，唯上下樓略不適者）29 例，占 48.3%；好轉（症狀體徵有所改善者）8 例，占 13.3%；無效（症狀體徵無明顯改變者）2 例，占 3.4%；總有效率 96.6%。

經驗體會 增生性膝關節炎，屬中醫「痹證」範疇。多見於中老年人，因陽氣漸衰，血脈失帥，肝腎不足，筋骨失於濡養，正虛在先，又感風寒濕邪，流注經絡，久之氣血壅塞，瘀滯不行，留之發為痹也。王清任曾指出：「久病入絡，即瘀血」。正如《靈樞‧壽夭剛柔論》所曰：「久痹不去身者，視其血絡，盡出其血」。故通過刺絡放血，瘀血去則新血生，瘀除則血行，血行則風自滅，經絡通暢，痹痛去矣。太陽之郄委中，陽明之合足三里，穴處病所，且太陽、陽明二經為多血之經，故刺二經以表「血實宜決之」、「菀陳則除之」之功。刺絡時，以「中營」為度，手法須準、穩、淺、快。注意嚴格消毒，以防感染。

※處方 4[19]

取　　穴 外膝眼透內膝眼、陽陵泉透陰陵泉、足三里、鶴頂、懸鍾。如濕盛配豐隆穴。

操作方法 辨證施治，虛症用補法。虛寒症再配合溫和灸，實證用瀉法。針刺得氣後留針 20 分鐘，每日針 1 次，12 次為 1 療程，停 7 天後行第 2 個療程。

臨床療效 治療 93 例，其中顯效（患者膝關節活動時疼痛消失，X 光片示髓

[18] 周興亞，〈刺絡放血治療老年增生性膝關節炎〉，《中國針灸》，1996，⑽：37。

[19] 張雲卿，〈針刺治療膝關節骨質增生病 93 例〉，《中國針灸》，1997，⑵：101。

骨前後緣或髁間隆突由尖變圓，隨訪 1 年後無復發）55 例，占 59.1%；有效（臨床症狀改善，膝關節活動時疼痛減輕）32 例，占 34.4%；無效（症狀無改善）6 例，占 6.5%；總有效率 93.5%。

經驗體會　膝關節增生病，多發生在中老年，以肥胖的女性為多見。由於長期受風、寒、濕、熱外邪的侵襲，病情反覆而逐年加重，引起關節軟骨面增生、粗糙。活動時關節面摩擦，引起劇烈的疼痛，目前臨床上缺乏較理想的治療方法。根據中醫「瀉其有餘，補其不足」的治則，取足三里穴既能強壯脾胃，促進氣血生化，又能健脾除濕，配合陽明經絡穴豐隆，除濕效果更佳；膝眼及鶴頂是經外奇穴，能驅邪，減輕關節痠痛；筋會穴陽陵泉能舒筋活絡，祛邪止痛；外膝眼透內膝眼、陽陵泉透陰陵泉，能調節陰陽平衡；髓會絕骨穴對骨髓生化起促進作用。以上各穴配合，氣至病所，活血化瘀，舒筋通絡，達到祛邪、行氣止痛的目的。

※處方 5[20]

取　　穴　內、外膝眼；配膝陽關、梁丘、陰陵泉、陽陵泉、足三里。

操作方法　取坐位或仰臥位，每次選 2～4 穴，常規消毒皮膚，進針得氣後針柄與 G6805 型治療儀導線連接。用疏密波通電 20～30 分鐘，強度以其能耐受為限。

中藥電療　組成：川烏、草烏、威靈仙各 30 克，乳香、沒藥、紅花、川芎、赤芍、元胡、白芷、公英、天南星、伸筋草、透骨草各 15 克，羌活 10 克。方法：上藥共研細末，加水 2000 ml 浸泡 3 小時以上，文火煎 2 遍，將 2 次藥液濾出後混合並濃縮至 1000 ml，加碳酸氧鈉配好酸鹼度備用。治療時採用骨質增生治療機，取藥液適量放入容器中加熱，放入 2 個藥墊（2 層絨布或 4～6 層紗布製成），使其充分浸潤後用手輕擰以藥液不下滴為好，將藥墊放在病變膝關

[20] 侯文鳳，〈電針加中藥電療治療增生性膝關節炎 90 例〉，《陝西中醫》，1997，⑿：557。

節上，放好電極板，用塑膠紙蓋好壓上砂袋，檢查無誤後接通電源，緩慢調節電流量，以患者感到舒適為度。時間 20～30 分鐘。

臨床療效　治療 90 例，其中顯效（臨床症狀全部消失，關節功能基本恢復，能參加正常工作和生活）48 例；有效（主要症狀明顯減輕，關節功能有明顯進步，工作能力或生活自理有所改善）36 例；無效（疼痛雖減輕，但關節功能障礙無明顯改善）6 例。總有效率 93.3%。

經驗體會　膝關節增生性關節炎是中老年人的常見病和多發病，目前還缺乏較為理想的治療方法。臨床觀察發現電針配合中藥電療治療該病較單一採用一法為佳，且療程較短。其機理在於電針能使患部肌肉有節律的收縮，從而激發經氣，增強人體的調整作用。電療的電效應和熱效應能使患部毛細血管擴張，加速血液循環，鬆解局部組織的緊張狀態，緩解了增生骨刺對局部組織的刺激，從而減輕了疼痛和肌肉痙攣。中藥通過電療將其有效成分解離為中藥離子，提高了皮膚對藥物的通透性，有效地增加了病變部位的藥物離子濃度，從而使其直接對病變組織發揮其藥理作用。中醫認為痹證主要是由於經絡阻滯，氣血不通或痰濁瘀阻，筋脈失養所致，故中藥選用川烏、草烏行氣散寒止痛；乳沒、紅花、川芎、赤芍、元胡行氣活血止痛；羌活、白芷、威靈仙祛風燥濕、消腫止痛；公英、南星清熱解毒利濕；伸筋草、透骨草祛風通絡、強筋健骨。諸藥合用通過電療從氣、血、濕、瘀各方面圍攻痹證，疼痛得消，筋脈得除。採用針刺調之，中藥電療通之，共奏「脈道以通，氣血乃行」之效，兩法互相作用，故效果顯著。

※處方 6[21]

取　穴　局部取穴：犢鼻、內膝眼、陽陵泉、膝陽關、鶴頂；相關肌群取穴：梁丘、陰市、血海、伏兔、髀關、陽性反應肌點。可根據不同症情，選取

---

[21] 褚建平，〈合谷刺治療膝骨性關節炎 15 例〉，《中國針灸》，1998，(11)：675。

局部穴位、相關肌群穴位和陽性反應點。

操作方法 患者屈膝呈 90 度，肢體放鬆，取 28～30 號 1.5～2 寸毫針。左手為押手，右手持針，局部取穴操作平補平瀉，相關病變肌群穴位或陽性反應部位採用合谷刺，即在陽性反應肌點或穴位上直刺入肌肉，緩緩提插，出現針感後，即將針提到皮下，然後沿肌束向兩個方向斜刺，不施手法，以出現針感為度，最後以一個方向斜刺，留針 15 分鐘。隔日 1 次，10 次為 1 療程。

臨床療效 治療 15 例，其中顯效（疼痛消失，關節功能活動障礙消失，無其他伴隨症狀）12 例；有效（疼痛減輕，關節功能改善）3 例。針刺最少 8 次，最多 15 次。

經驗體會 合谷刺手法見於《靈樞·官針》：「合谷刺，左右雞足，針於分肉之間，以取肌痹，脾之應也」。文中指出雞足狀的不同方向針刺分肉方法，可治療肌肉疾病。膝骨關節病常由於疼痛和關節功能障礙而導致股四頭肌病變，二者互為因果，各肌群間平衡對關節功能有重要作用。從生物力學原理認識，骨質增生或骨刺是「力平衡失調」所致。筆者通過合谷刺改善股四頭肌功能，糾正各肌群間力平衡，緩解肌肉韌帶緊張牽拉狀態，從而改善關節功能，緩解症狀，減輕原發病引起關節疼痛。筆者發現，在本病患者中，常伴有股四頭肌呈硬結或條索狀，從而出現牽扯痛，伸屈功能障礙，加重關節受限，而這些硬結壓痛處恰好是氣滯血瘀、經絡阻滯反應區。中醫認為局部氣血運行不暢，經脈氣血不能榮養筋肉，可出現牽拉、拘攣、關節屈伸不利等經筋病症，而經筋病症常包含有運動功能相關的肌肉症狀群。合谷刺針法施以血海、梁丘、伏兔、陰市、髀關等穴或股四頭肌上陽性反應區，加強了氣血經脈疏通。股四頭肌為脾胃二經經脈所過之處，陽明為多氣多血之經，主潤宗筋，宗筋主束骨而利關節，脾主肌肉，通過脾胃經穴刺激，可養血健脾，鼓舞中氣，充養肌肉，而達到治療效果。

※處方 7[22]

取　穴　主穴：內外膝眼、陽陵泉、足三里；配穴：陰陵泉、血海、梁丘、阿是穴。

操作方法　患者仰臥位，下肢半屈曲位。選用 28 號或 30 號 1.5 寸毫針快速進針，得氣後，加 G6305-1 型治療儀，連接內外膝眼、陽陵泉、足三里、陰陵泉、血海，波形為連續波，頻率鈕旋轉至 2，留針 30 分鐘，每日 1 次，10 次為 1 療程，休息 1 週，進行下一療程。

中藥熏洗

藥物組成：續斷、五加皮、威靈仙、乳沒各均 15～30 克，牛膝、木瓜各 10～20 克，當歸 10～15 克，川芎 10～20 克，雞血藤 20～30 克，赤芍 10～20 克，紅花 10～15 克，白芷 10～15 克，防風 10～20 克，羌、獨活各 10～20 克，艾葉 15～30 克。

加減：腫脹加大黃、澤蘭各 10～20 克；陰雨天時疼痛加劇加製川、草烏各 10～15 克。

用法：上藥加水 5000 ml，煎沸約半小時，將藥液倒入盆內，先以熱氣熏蒸，並用毛巾蘸藥液熱敷痛處，待水溫降至 50～60°C 時，將患膝浸入盆內浸洗，若水溫下降可加溫再洗，每次熏洗約 1 小時，每日 2 次，次日仍用原藥液加熱再洗。1 劑洗 2 天，5 天為 1 療程。

臨床療效　治療 40 例，其中治癒（症狀、體徵消失，3 個月內無復發者）32 例，占 80%；有效（症狀、體徵基本消失，3 個月內復發，或症狀、體徵減輕）8 例，占 20%。

經驗體會　本病多見於中老年人，肝腎漸虧，氣血不足，風寒濕邪乘虛侵襲，留於膝部，阻滯氣血，不通則痛所致。正氣不足為發病的內在因素，感受風寒

[22] 郭奮進，〈針藥並用治療膝關節骨性關節炎 40 例〉，《中國針灸》，1999，(12)：712。

濕邪是引起本病的外因。病機為肝腎氣血虧虛，風寒濕阻滯經絡，氣血運行不暢。治宜疏通經絡止痛，祛風散寒除濕。針刺局部取穴，可疏通局部經氣，使氣血流通，通則不痛。「膝為筋之府」，取八脈交會穴之筋會陽陵泉舒筋通絡，祛風散寒；內外膝眼、阿是穴宣通局部經氣；足三里、梁丘益氣補血、扶正祛邪、通經活絡止痛；陰陵泉健脾除濕；血海養血祛風。中藥乳沒、牛膝、川芎、赤芍、紅花、雞血藤、當歸、木瓜舒筋活絡止痛；威靈仙、五加皮、羌獨活、製川草烏、艾葉、防風、白芷祛風寒濕止痛；澤蘭、大黃活血消腫。以上二法並用，共奏疏經通絡止痛，祛風散寒除濕之功效，故獲良效。

※處方 8[23]

取　穴 主穴：內膝眼、犢鼻、鶴頂；配穴：陽陵泉、陰陵泉、足三里、血海、梁丘、膝陽關、曲泉。

操作方法 主穴每次必用，配穴每次選 2～3 個。手法以平補平瀉法，留針 30 分鐘，每 10 分鐘行針 1 次，隔日 1 次，10 次為 1 療程。

藥醋外敷 1.藥醋製備：獨活 15 克，川芎 10 克，秦艽 12 克，防風 10 克，桂枝、雞血藤各 15 克，威靈仙 12 克，紅花 10 克，伸筋草、海風藤各 12 克，陳皮、木香各 10 克，杜仲 12 克，懷牛膝 10 克，甘草 6 克。放於砂鍋中加水 800 ml，煎煮 30 分鐘後將上等老陳醋 200 ml，兌入鍋中煎 5 分鐘，濾出藥渣後備用。 2.外敷方法：讓病人暴露膝關節部位，用折疊成 7 層厚大小能覆蓋膝關節部位的紗布 2 塊浸入藥醋中，趁熱交替不間斷敷於膝關節部位 30 分鐘，每日 2 次，10 天為 1 療程，此藥醋用完後可置於陰涼通風處，再次用時微火加熱，3 天換 1 次藥醋。

臨床療效 治療 25 例，其中治癒（臨床症狀、體徵基本消失，關節腫脹消除，

㉓ 樊晉芳等，〈針刺配合藥醋外敷治療退行性膝關節炎 30 例〉，《中國針灸》，2000，⑿：726。

活動自如，隨訪 1 年無復發）13 例；好轉（臨床症狀、體徵有所改善，偶因勞累而復發，但較前減輕）11 例；無效（經治療 2 個療程，症狀無明顯改善）1 例；總有效率 96%。

經驗體會　退行性膝關節炎多由於老年人關節各部分機能退化、骨質疏鬆、鈣質缺乏以及自身體重過重而使膝關節受累，磨損加重，活動時的摩擦和刺激使其為生代償性骨質增生，形成軟骨性骨贅，最終導致關節腫脹畸形，功能活動障礙；再加上老年人素體氣虛血瘀，膝關節受累後易使瘀血凝聚，阻滯經脈而使氣血運行不暢，不通則痛，故臨床上該病多以關節疼痛為主症。針刺加藥醋外敷法在臨床上屢用屢效，它可通過針刺疏通經脈，調理氣血；中藥能祛風除濕，溫經活血；老陳醋味酸苦，氣溫酸主斂，外敷則治癥結痰癖、疽黃癰腫、能軟堅消骨刺。針藥醋合用既能祛風濕通經脈，又能軟堅散結消骨刺，並有溫經散寒，活血祛瘀之功，從而達到治療目的。

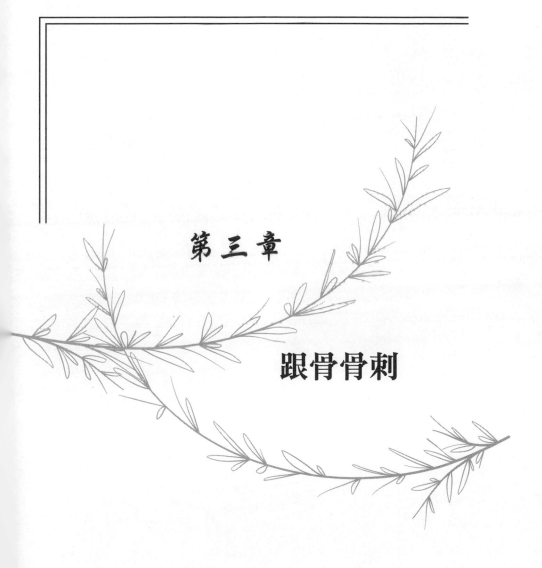

第三章

跟骨骨刺

第三章　跟骨骨刺

㈠中藥內服方

1.跟骨骨刺方[1]

藥物組成 熟地 30 克，當歸 12 克，木瓜 18 克，苡仁 15 克，木通、穿山甲各 10 克，牛膝 15 克，川芎、五加皮各 12 克。

加減變化 腎虛型：足跟痛如錐刺，行走困難，腿部痠痛，全身無力，女性白帶多，偏陰虛者，頭暈耳鳴，兩目乾澀，五心煩熱，舌質紅絳少苔，脈細數，加生地、龜板；偏陽虛者，形寒怕冷，四肢不溫，腰部喜熱暖，舌質淡，苔白滑，脈沉細無力，加山茱萸、肉桂；血虛型：足跟痛，行走困難，面色蒼白，頭暈眼花，心悸不安，肢體麻木，舌質淡紅，苔薄白，脈細無力，加阿膠、丹參；損傷型：素有肝腎虧虛或氣血不足，又受外傷或長期勞損致足跟痛，脈弦細或強緊，舌質暗紅，加川斷、蘇木。

功　　效 補肝腎，強筋骨，養血活血，通絡止痛。

適應病症 跟骨骨刺。

用藥方法 水煎服，每日 1 劑，2 週為 1 療程。

臨床療效 治療 59 例，其中治癒 35 例，顯效 16 例，好轉 8 例，總有效率 100%。

經驗體會 跟骨刺屬中醫「痹證」範疇，其病因不外腎虛、血虛、損傷三個方面。據此，本方選用熟地、當歸滋陰養血補肝腎；木瓜、五加皮強壯筋骨祛風濕；穿山甲、牛膝、川芎活血通絡止痛，引藥直達病所；薏苡仁、木通清利濕熱利關節。諸藥合用，共奏良效。

---

[1] 陳秀琴，〈中藥治療跟骨骨刺 59 例〉，《山東中醫雜誌》，1988，(5)：15。

2.芍藥甘草湯[2]

藥物組成 生、炒白芍各 30 克，生、炒赤芍各 30 克，生、炙甘草各 30 克。

加減變化 疼痛重者加元胡 30 克；舌黯有瘀者加川牛膝 30 克；舌苔白膩有濕者加木瓜 30 克；年齡大、體弱者加生地、熟地各 15 克。

功　　效 補肝腎，養筋骨，破堅積，除血痹，緩急止痛。

適應病症 跟骨增生症。

用藥方法 上藥加水適量，煎熬 3 次，共取藥液約 1000 ml，兌勻後分 4 次一晝夜溫服完。

臨床療效 106 例均達臨床治癒。

經驗體會 張仲景芍藥甘草湯僅有芍藥、炙甘草各 4 兩組成，原意酸甘化陰，陰復筋得所養則傷寒誤汗傷陰而致腳攣急自解。筆者細揣經義，應用於足跟痛（骨質增生），收效甚佳。《神農本草經》載：「芍藥……除血痹，破堅積寒熱疝瘕，止痛」，「甘草……主五臟六腑、寒熱邪氣，堅筋骨、長肌肉」。後世把芍藥分為赤、白 2 種，認為白芍養血斂陰，柔肝止痛；赤芍清熱涼血，祛瘀止痛。而甘草有生用、炙用之殊，生者偏清熱解毒，炙者偏補脾益氣，二者均可緩急止痛，緩和藥性。筆者師經方而不泥古，靈活配伍，加大劑量，白芍、赤芍生炒共用以避過於酸寒攻伐傷筋之嫌，一補一瀉，一收一散，既可養血益肝腎之陰，充養筋骨，又可破堅積，除血痹，緩急止痛。甘草生、炙共用既可清除瘀熱，除寒熱邪氣，又可補脾益氣，強骨充肌。諸藥配合，正合治足跟痛之法，故收效佳。

3.活絡止痛片[3]

藥物組成 祈蛇、防風、桑枝、薏苡仁、川烏、大黃、肉蓯蓉、延胡索、田三七。

功　　效 補腎壯骨榮筋，祛風散寒，除濕通痹。

---

[2] 王耀東，〈芍藥甘草湯治療足跟痛 106 例〉，《河南中醫》，1990，(8)：32。

[3] 黃霖等，〈跟骨骨刺 68 例臨床治療觀察〉，《新中醫》，1994，(6)：47～48。

適應病症　跟骨骨刺。

用藥方法　將上藥製成糖衣片，每日 3 次，每次 5 片，早、午、晚飯後服，連服 2 個月。

臨床療效　68 例患者經治療 2 個月後，其中痊癒 49 例，占 72.1%；顯效 10 例，占 14.7%；有效 6 例，占 8.8%；無效 3 例，占 4.4%；總有效率 95.6%。

經驗體會　跟骨骨刺屬中醫「痹證」範疇，多因年老腎精虧損，加之外邪乘虛侵襲而致。臨床以腎精虧虛，髓海不足，骨失所養為本，疼痛、步履不便甚或腫脹之經絡閉阻為標。治療上，以補腎壯骨榮筋治本，祛風散寒除濕通痹治標。活絡止痛片方中以防風、祈蛇祛風搜邪；川烏散寒通絡；桑枝、薏苡仁祛濕；更用大黃清骨火以通痹，並製川烏之烈性；蓯蓉補腎填髓；田三七、延胡索祛瘀蠲痹止痛。全方合用共奏補腎蠲痹之效，補而不膩，溫而不燥。跟骨骨刺雖不可逆轉，但經治療後，大多數患者消除了症狀，功能恢復，延緩或停止了骨質增生病變進一步發展。

㈡中藥熏洗外敷方

1.三生散[4]

藥物組成　生南星、生半夏、生草烏各等分。

功　　效　溫化寒痰，燥濕散結。

適應病症　骨質增生等各種足跟痛。

用藥方法　3 味藥均用生藥，勿用熟藥，因生性燥熱，走竄性強。將 3 味藥物碾碎過篩，製作成粉劑，裝瓶密封備用。將上述配好的「三生散」適量，用雞蛋清調勻塗患處，臥床休息。每日換藥 2 次，1 個月即可控制。黑膏藥（如魚石脂膏、金不換膏藥、狗皮膏藥、凡士林等）在火上烤化，用上述配好的「三

---

[4] 海杜筠，〈三生散治療足跟痛 656 例臨床總結〉，《新中醫》，1987，(10)：34。

生散」5～6份，滲於膏藥，調勻，趁熱貼患處，外加繃帶或膠布固定，穿好鞋襪，可走路，每5～7天換藥1次，1個月即可控制。

臨床療效 治療656例，其中痊癒492例，占75.0%；效果良好者144例，占21.95%；無效20例，占3%；總有效率96.95%。

經驗體會 筆者根據臨床實踐，體會到足跟疼的發生不是因為骨質增生或骨刺形成所致。其所以發生疼痛，乃是局部產生了無菌性炎症所引起。骨刺的形成是出於慢性炎症長期刺激的結果，而不是引起疼痛的原因。中醫認為本病係寒痰凝滯血脈，經脈瘀阻氣機不暢，不通則痛。根據中醫「審證求因」的法則，病因係寒痰濕邪為患，擬溫化寒痰，燥濕散結之法。三生散中三藥二辛一苦，二溫一平，意在辛能散結，溫能散寒，苦能燥濕，濕去則痰消，痰消則結開，結開氣血暢，疼痛自解矣。三生散治療足跟痛病，方法簡單，經濟方便，收效快，療效高，沒有任何痛苦及後遺症，易被患者接受。

2.馬氏中藥外洗方[5]

藥物組成 葛根、川牛膝、川椒、川羌活、蒼朮、丹參、細辛、生川烏、生草烏、艾葉各30克，米醋250克。

功　　效 活血化瘀，溫經止痛。

適應病症 增生性膝關節炎、跟骨疼痛等。

用藥方法 將上藥除米醋外，用紗布包裹，放藥鍋內涼水浸泡30分鐘，煮沸滾（約30分鐘）後，將藥液倒入盆內，加醋。先用2塊小方巾蘸藥液熱敷病處（謹防燙傷），待水溫降至45度左右時，將患足浸入盆內或用藥水洗患膝，並不停地揉搓患處。若水溫下降，可加溫，再浸洗。每次洗1小時左右，每日1次。每劑藥可洗3次，一般洗後即可見效，9劑可癒。

---

[5] 馬振芝等，〈中藥外洗治療跟骨病和增生性膝關節炎的體會〉，《中國中醫骨傷科雜誌》，1988，（1）：39。

臨床療效 用本方治療跟骨痛和增生性膝關節炎 79 例，隨訪 63 例，其中治癒 52 例，顯效 10 例，無效 1 例，總有效率 98.4%。

經驗體會 跟骨痛多見於 40 歲以上的女性患者。主要症狀是跟骨蹠側痛，晨起行走疼痛尤重，在足跟前內側有明顯壓痛點，側位 X 光片常有骨刺形成，究其病因多與慢性勞損有關。當體重增加、過度勞累時，蹠腱膜起點為生不正常的張力，組織滲出有害物質發生，無菌性炎症和水腫，長期的惡性循環得不到改善，刺激跟骨結節而形成骨刺。骨刺多呈三角形或不規則形，與蹠腱膜纖維平行生長，從而引起踇展肌和趾短屈肌及蹠腱膜內側部位緊張，影響功能，行走疼痛。另外足跟部血液循環較差，人之站立、行走、奔跑和跳躍，都賴蹠腱膜的連續收縮和放鬆來完成，所以最易產生疲勞而發病。中醫認為足跟痛多為腎氣不足，氣虛下陷所致，衍用六味地黃丸和補中益氣丸治療而奏效。今按「通則不痛」的道理，用活血化瘀、溫經通絡止痛的丹參、生川烏、細辛等中藥熱敷外洗，可引起「局部充血和紅細胞浸潤等生理性防禦反應」，促進氣血流通、改善局部的血液循環，控制炎症反應而達到止痛的目的。

3.芎烏粉[6]

藥物組成 川芎 15 克，生草烏 5 克。

功　效 活血化瘀，袪風散寒，通絡止痛。

適應病症 跟骨骨刺。

用藥方法 將上述藥品碾成極細末，裝入同足跟大小的布袋內，藥袋厚度約 0.3～0.5 公分。將藥袋墊在患足鞋跟，其上灑以少量 75% 酒精，保持濕潤為度。藥粉可 5～7 天更換 1 次，疼痛消失後鞏固治療 1 週，防止復發。

臨床療效 治療 150 例，其中治癒 135 例，占 90%；有效 12 例，占 8%；無效 3 例，占 2%；總有效率 98%。疼痛消失時間 6～35 天，一般 10～20 天疼痛消失。

---

❻ 王書謙，〈芎烏粉治療跟骨骨刺 150 例〉，《河北中醫》，1990，(6)：16。

經驗體會 足跟骨刺是中、老年人的常見病，以足跟疼痛為主要症狀，患者十分痛苦，影響勞動和生活。方中川芎具有活血化瘀、祛風止痛、疏通經絡、改善局部血循環的作用；生草烏有祛風散寒、除濕止痛之功能，現代藥理研究證明其有較強的鎮痛、消炎退腫和麻醉作用。局部配以 75% 酒精保持濕潤，可促使藥物成分直接滲透於患部，應用此方法可改善患部血液循環，對患部周圍軟組織有消腫、減少滲出、減少致痛物質產生的作用。由於組織間水腫消除，解除了對神經的刺激和壓迫，因而達到止痛、恢復功能的目的。本法對局部皮膚無副作用，病人易於接受。

4.跟痛靈湯❼

藥物組成 大黃、黃柏、威靈仙、獨活、牛膝、透骨草各 30 克，芒硝 50 克，山西陳醋或保寧醋 250 克。

功　　效 活血祛瘀，軟堅散結，除濕通絡，消炎退腫。

適應病症 跟骨骨質增生等所致的足跟痛。

用藥方法 將上述前 6 味藥物用紗布包好，加冷水約 3000 ml，煎開 30 分鐘後取出藥包，把藥液倒入盆內，加入芒硝、醋攪勻。熏洗時，先以熱氣熏蒸，並用毛巾蘸藥水交替熱敷痛處。待水溫降至 50～60°C 時，將患足浸入盆內浸洗。水溫下降，可加溫再洗。每次洗約 1 小時，每日 1～2 次。次日熏洗仍用原藥物加熱，冬天 1 劑藥可熏洗 5～6 天，春秋可熏洗 3～4 天，夏天則熏洗 2 天。

臨床療效 治療 83 例，其中治癒 67 例，占 80.7%；顯效 12 例，占 14.5%；好轉 4 例，占 4.8%；總有效率 100%。

經驗體會 本病以 40 歲以上的中老年人多見，女性發病率明顯高於男性，主要症狀是足跟部承重時疼痛，多因蹠筋膜創傷性炎症、跟骨骨刺、跟骨結節滑囊炎及脂肪墊變性所引起，其發病多與慢性勞損有關。運用跟痛靈湯熏洗治療跟痛

❼ 劉馳等，〈跟痛靈湯熏洗治療跟痛症〉，《中國骨傷》，1991，⑵：36。

症，具有活血去瘀，軟堅散結，除濕通絡，消炎退腫止痛功效，能促使氣血流暢，改善局部的血液循環，達到軟化骨刺，控制無菌性炎症反應而止痛的目的。

5.薑黃散[8]

藥物組成　乾薑、大黃各 20 克，草烏 15 克，白芷 10 克。

功　　效　溫經通絡，散瘀消腫，行氣止痛。

適應病症　跟骨骨刺等各種原因所致的足跟痛。

用藥方法　上藥研為細末，以食醋加少量白酒煮沸，調藥粉為糊狀，趁熱敷足跟，1 日 1 次。

臨床療效　治療 50 例，經外敷薑黃散 3～10 次，疼痛完全消除，行走恢復正常者 43 例，占 86%；5 例跟骨痛和 2 例病程較長者，經敷藥 1～2 個月，疼痛基本消除，占 14%。癒後 1 年隨訪無 1 例復發。

經驗體會　跟骨位於人體最底部位，是人體負重最主要的部位，跟部皮膚是人體中最厚的皮膚，皮下脂肪緻密而發達，故治療足跟痛非氣味雄厚、對皮膚穿透力強、刺激性大的藥物是不能達病所的。跟痛症致病因素很多，但其機理最終都是致使跟部氣滯血瘀，經脈不通而產生疼痛，影響行走功能。《瘡瘍外用本草》載乾薑有「溫經和血通氣」之力；大黃有「破血瘀……消腫」之功；草烏有「溫通經絡……止痛」之效；白芷有「行氣散血……消腫止痛」作用；白酒有「通血脈，行藥力」功效；醋有「散瘀……消腫」效用。諸藥配伍外敷，共奏溫經通絡，散瘀消腫，行氣止痛之功，故臨床收效甚佳。

6.艾桐熏洗方[9]

藥物組成　艾葉 20 克，海桐皮 30 克，肉桂 15 克，炙川草烏、威靈仙各 20

---

[8] 朱福林等，〈薑黃散治療足跟痛症 50 例臨床小結〉，《中國中醫骨傷科》，1993，(2)：30。

[9] 丁小安，〈自擬艾桐熏洗方治療足跟痛症 42 例臨床報告〉，《中國中醫骨傷科》，1993，(2)，33。

克，透骨草 30 克，紅花 15 克，川柏 20 克，冰片 15 克。

加減變化 有明顯外傷史，可加三棱、莪朮、川牛膝各 20 克。

功　效 活血化瘀，溫經散寒，除濕止痛。

適應病症 跟骨骨刺及各種原因所致的足跟痛。

用藥方法 將上述藥物（除冰片外）放入較大容器內（如瓷盆等），加水浸沒 0.5～1 小時，再加水適量，煮沸後再煮 15～20 分鐘，去渣留湯，加入冰片攪勻，趁熱將患足置於盆上熏蒸，待藥湯降溫適度，放入患足外洗（按摩患處效更佳），外洗時間須超過半小時。每日 1～2 次，每劑可用 2 次，10 次為 1 療程。

臨床療效 42 例患者，療程最長 50 天，最短 10 天，其中痊癒 22 例，好轉 15 例，無效 5 例。

經驗體會 中醫認為，跟痛症是由於腎氣不足、肝腎虧損，骨髓空虛，跟骨周圍筋脈失養，或風寒凝滯，或外傷損及筋骨，氣滯血瘀，不通則痛。跟痛症可分為實證和虛症，但局部表現多為實證，故本方重在活血破瘀，溫經除濕。方以紅花、川牛膝、三棱、莪朮、透骨草等活血化瘀止痛；艾葉、肉桂、威靈仙、海桐皮、炙川草烏、透骨草等溫經通絡、祛濕止痛；川牛膝通利血脈，「性善下行」，冰片有「治骨痛」，「治肢節疼痛」作用，《醫林纂要》曰：「冰片，辛香之氣，固無不達，……性走而不守，亦能生肌止痛」，所以冰片、川牛膝共為引經藥；川柏清濕熱，且可糾全方過熱之偏。現代醫學研究證明，活血化瘀藥具有「擴張血管、改善血液循環、抑制或降低血管通透性而減少滲出，使炎症吸收、局限化的抗炎作用」；肉桂、川柏「有末梢性擴張血管作用，能增強血液循環」；川草烏「有一定的鎮痛作用」，故本方通過活血化瘀、溫經散寒、除濕止痛，改善局部的血液循環，控制炎症反應而達到消除疼痛的目的。

7.蜈鱉散[10]

藥物組成 蜈蚣粉、鱉甲粉等分適量。

| 功　　效 | 解毒軟堅散結，通絡止痛。 |

| 適應病症 | 跟骨骨刺。 |

用藥方法　將上藥等分適量，醋調呈糊狀，敷於患處。囑患者在此期間盡量減少活動，7 天為 1 療程。

臨床療效　37 例中，治癒 11 例，占 29.7%；顯效 18 例，占 48.7%；有效 6 例，占 16.2%；無效 2 例，占 5.4%；總有效率 94.6%。

經驗體會　跟骨骨刺屬中醫「痹證」範疇，其形成大致有 2 種因素：一、由於機體的衰老和長期勞累負重過度，導致跟骨受壓、磨損，形成刺樣或唇樣的改變；二、附著於跟骨膜上的肌腱長期受到牽拉、刺激，最後變性、鈣化而成。病人往往在行走或勞累時疼痛，引起疼痛的原因不單是骨刺而致，更主要的是骨刺壓迫周圍神經、血管，出現相應的臨床症狀，有的甚至引起局部組織的炎症。因本病遷延日久，邪伏甚深，前人謂：「……邪深入骨骱，非因蟲蟻搜剔不克為功」。方中蜈蚣性溫味鹹，解毒散結、通絡止痛，張錫純認為：「蜈蚣走竄之力最速，內而臟腑，外而經絡，凡氣血凝聚之處皆能開之」；鱉甲軟堅散結之力恢宏，現代醫學研究表明鱉甲有抑制結締組織增生的作用。本法簡便易行，療效可靠。

8.中藥薰洗法[11]

藥物組成　威靈仙、海桐皮、獨活、生川烏、生草烏、三棱、馬錢子、乾薑、細辛、桂枝、川牛膝各 10 克。

| 功　　效 | 祛風除濕，散瘀通絡，溫經止痛。 |

| 適應病症 | 跟骨骨刺所致的足跟痛。 |

用藥方法　將上藥煎沸，去火，加食醋及白酒各 50 ml，薰蒸患足，待藥汁稍涼（水溫以足部皮膚能忍耐為度），將患足放入藥汁內浸泡約 30 分鐘，早晚各

⑩ 馮東暉，〈蜈鱉散外敷治療跟骨骨刺〉，《中醫外治雜誌》，1996，⑵：31。

⑪ 石慶培，〈手法加中藥薰洗治療足跟痛症 310 例〉，《陝西中醫》，1996，⑸：199。

薰 1 次。保留藥汁及藥渣，下次蒸沸即可再用，1 劑藥可用 4 次。同時配合手法治療：摩擦足底。拿捏跟腱。推捋蹠筋膜。戳按足跟。搖足踝關節。

臨床療效 治療 310 例，其中治癒 168 例，好轉 142 例，總有效率 100%。

經驗體會 筆者根據前人經驗，結合臨床實踐，制定出「術藥並重」的原則治療足跟痛。手法中摩擦足底是一種柔和溫熱的刺激，提高局部體溫，發揮溫經活血作用；拿捏跟腱可緩解痙攣；推捋法能舒筋活絡，促使蹠筋膜鬆弛；戳按足跟是為了開通閉塞，誘導止痛；最後搖足是「緊中求鬆」，滑利關節，減輕蹠筋膜及跟腱的緊張度。薰洗方中威靈仙、海桐皮、獨活、生川、草烏均能祛風除濕止痛；三棱祛瘀止痛；馬錢子散結通絡止痛；乾薑、細辛、桂枝溫經止痛；川牛膝引經。諸藥合用，隨著熱力滲透作用，共奏祛風除濕，散瘀通絡，溫經止痛之功。手法與藥物結合應用，相得益彰，療效更加顯著。

㈢針灸療法處方

※處方 1[12]

取　　穴 足跟內側疼痛、壓痛者取神門；足跟外側疼痛、壓痛者取養老；足跟正中、下部疼痛、壓痛者取足跟痛點（大陵穴下 0.8 寸）。均取患足的同側穴，雙足同病取雙側穴。

操作方法 局部皮膚常規消毒，用 28 號毫針快速進針，得氣後用撚轉提插瀉法。留針 30 分鐘，留針期間讓患者主動或被動的運動足跟部，囑患者用足跟著地行走、踩腳，踩在木棒等硬物上由輕到重自行滾壓足跟痛點，或者醫者以痛為腧，用木棒叩擊、壓推患足跟，被動運動患部。主動運動宜緩慢，被動運動用力不宜過猛。運動以患處溫熱、出汗為度，此時患者即感足跟部酸軟舒適、疼痛消失。隔日 1 次，3 次為 1 療程。

---

❷ 張連記，〈針刺運動療法治療跟骨刺 56 例療效觀察〉，《中國針灸》，1997，⑿：731。

臨床療效 治療 56 例，其中痊癒（足跟疼痛消失，行走如常）44 例；顯效（足跟疼痛明顯減輕，行走時尚有輕微疼痛）7 例；好轉（足跟疼痛有所減輕，行走時有疼痛）4 例；無效（症狀、體徵無變化）1 例；痊癒率 78.6%；總有效率 98.2%。

經驗體會 本病治療，在取穴上筆者借鑑了下病取上、上病取下的原則。足跟內側為足少陰腎經循行部位，「足少陰之脈起於足小趾之下，斜入足心，循內踝之後，別入跟中……」。根據手足太陰經相通且上下對應，取神門穴治療足跟內側痛，神門穴為手少陰經所注「輸」穴，「輸主體重節痛」，而足跟刺又因腎虛所致者多見，故針刺神門穴可以疏通經脈、調補經氣、和暢氣血、補腎壯骨。足跟外側為足太陽經循行部位，「足太陽之筋起於足小趾，上結於踝，邪上結於膝。其下循足外踝，結於踵，上循於跟，結於咽……」。根據手足太陽經相通且上下對應，取養老穴治療足跟外側痛，養老為手太陽經的「郄」穴，郄穴經氣聚集，主急性痛症，刺之重在行氣止痛，效若桴鼓。足跟正中、下部疼痛，取手針足跟痛點，其機理在於針刺的部位和病變的部位形態相似，功能相似，寓意於「遠端部位取穴」；遠道取穴由於遠離患位，避免了直接針刺病人的疼痛區，並且不妨礙患部活動，所以又為同時進行運動療法創造了條件。針刺的同時運動患部，稱針刺運動療法。針刺「得氣」使足跟痛銳減，運動自如，而運動使針刺部位產生針感，這樣遠近結合，上下呼應，有利經絡氣血的疏通，「通則不痛」。故出現足跟越運動，針感越強，疼痛越減輕的現象。其實，針刺運動療法和藥物療法一樣，為了達到有效的治療目的，需要注意 2 個因素：一是保證刺激的「劑量」，二是維持一定的有效刺激時間。進針後的刺激量以獲得「得氣」效應為度，在針刺得氣的基礎上，運動使針刺部位持續產生針感並逐步增強，保證了相應的有效刺激量；而運動針感的持續產生又避免了靜留針過程中患者酸、麻、脹、重等得氣感的減退或消失，維持著針刺有效刺激時間。這 2 個重要因素的產生都離不開運動針感，可見運動針感的產生標誌著針刺手法的成功，是取得療效的關鍵。

※處方 2[13]

取　　穴　太溪、崑崙、照海、僕參、局部阿是穴。

操作方法　患者取坐位或伏臥位，取常規消毒，選用 28 號不銹鋼 1～1.5 寸毫針快速直刺。牽及小腿部疼痛者配承山，選用 2～2.5 寸毫針，穴位消毒後直刺 1.5～2 寸。各穴均行平補平瀉手法，得氣後留針 25 分鐘，每隔 5 分鐘撚轉 1 次，每日 1 次，10 次為 1 療程。

外用中藥　烏頭 10 克，冰片 3 克，細辛 3 克，共研細末裝入縫好的紗布袋中，踩在足跟部，5 天後更換，10 天為 1 療程。

臨床療效　治療 63 例，其中臨床治癒（疼痛消失，行走正常，長途行走或劇烈運動後無任何不適，復查 X 光片顯示跟骨骨質改變較前明顯好轉，隨訪半年無復發）58 例，占 92.1%；有效（疼痛較前減輕，活動基本自如，X 光片顯示治療前後無明顯變化）5 例，占 7.9%。總有效率 100%。

經驗體會　足跟骨骨質增生為老年多發病，年老腎氣虧虛，腎精不足，生化無源，致骨質改變，腎經與膀胱經的經脈互相絡屬，太溪穴為足少陰腎經的原穴，此穴能溫補腎氣，強筋健骨；崑崙為足太陽膀胱經穴，與太溪相配為表裏配穴，兩穴相配伍可補腎壯骨，活血通絡；照海為足少陰腎經穴，又是八脈交會穴，僕參為膀胱經穴，兩穴相配也屬表裡配穴，又為足跟近端取穴，能疏通局部氣血，促進足跟矯健；取阿是穴可直入病所，定痛健矯；承山為膀胱經穴，腰腿拘急疼痛取之；諸穴共用可補腎壯骨，活血宣痹止痛。外用中藥烏頭、細辛能溫經通絡止痛；冰片開竅止痛；三藥合用共奏通絡止痛，活血通痹之功。諸穴與中藥外用協同作用，從而達治療之目的。

---

[13] 高瑞琴，〈針刺結合中藥外用治療跟骨骨質增生 63 例〉，《中國針灸》，2000，(2)：118。

第四章

骨刺統驗方

第四章　骨刺統驗方

㈠中藥內服方

1.白芍木瓜湯[1]

藥物組成　白芍 30 克，木瓜 12 克，雞血藤、威靈仙、杜仲、懷牛膝各 15 克，甘草 12 克，狗脊 30 克。

加減變化　此方重用白芍，如效果不顯，可逐漸增至 60 克；若有腹瀉，可加炒白朮 15 克，茯苓 12 克。

功　　效　補肝腎，柔筋脈，活血化瘀，軟堅緩急止痛。

適應病症　骨質增生症。

用藥方法　水煎服，日 1 劑，分 2 次服。

臨床療效　近期療效：160 例中，痊癒 109 例，占 68.2%；顯效 42 例，占 26.2%；進步 9 例，占 5.6%。遠期療效：160 例中，得到遠期隨訪復查結果者共 60 例，痊癒 58 例，顯效 1 例，進步 1 例，治癒率占 96.7%。

經驗體會　根據臨床所見，本病疼痛劇烈，痛點固定，痛如針刺，大多數有閃跌、打仆等外傷史，加之風寒濕邪，阻塞經絡，久之肝腎虧損，脈絡失和，因此採用白芍木瓜湯為主，養陰榮肌，疏通脈絡，輔以活血化瘀，散風驅濕之品，治療本病。本方之特點是重用白芍，其味酸，酸能軟堅，有軟化骨刺之功，同時還有祛瘀止痛之效，故為主藥；佐狗脊、杜仲、懷牛膝滋補肝腎；雞血藤味苦甘，性溫補血活血，加強驅瘀血作用；威靈仙味辛鹹性溫，發散風濕，舒筋活絡，軟化骨刺；甘草味甘調和諸藥，根據藥理研究有抑制末梢神經興奮之功。全方有補

❶ 王元術，〈白芍木瓜湯治療骨質增生的體會〉，《新中醫》，1980，⑴：18。

肝腎，柔筋脈，活血化瘀，軟堅，緩急止痛，因而治療骨質增生有明顯療效。

2.骨刺丸 [2]

藥物組成 熟地黃、骨碎補、炙馬錢子、雞血藤、肉蓯蓉各 60 克，漢三七、淨乳香、淨沒藥、老川芎各 30 克。

功　　效 補肝益腎，填精益髓，活血止痛。

適應病症 頸椎、胸椎、腰椎、髖關節、膝關節、跟骨等部位骨質增生。

用藥方法 以上各藥共為細末，煉蜜為丸，每丸重 6 克。早晚各服 1 丸，溫開水或黃酒送服。

臨床療效 治療 320 例，其中顯效 21 例，占 6.5%；好轉 259 例，占 80.9%；不明顯 29 例，占 9.06%；停藥 1 年後復發 3 例，占 0.9%；無效 8 例，占 2.5%。

經驗體會 骨刺丸中熟地黃為補益肝腎之要藥，能滋陰養血，填精益髓；肉蓯蓉能補腎助陽，生精益血；骨碎補能補腎接骨，活血止痛，並能溫腎壯陽；馬錢子能散血熱，消腫止痛；雞血藤活血補血，舒筋通絡，對腰膝痠痛，手足麻木，風濕痹痛，以及瘀血作痛有明顯的緩解止痛作用；漢三七散瘀活血，止血消腫定痛之效更強；乳香、沒藥能宣通經絡，活血散瘀，止痛消腫，伸筋生肌，乳香行氣活血作用強於沒藥，沒藥散瘀活血作用大於乳香，二藥合用則行氣止痛，活血消腫作用更強；川芎能升能散，通十二經，行氣活血，散風止痛。諸藥配伍應用能補肝益腎，填精益髓，活血止痛，使氣血得充則關節滑利，筋健骨強。多數患者用藥後精神好轉，食慾增加，精力逐漸充沛，疼痛減輕或消失，關節功能恢復。其病理機制是使增生的骨刺物刺激周圍軟組織引起的無菌性炎症迅速消退，修復磨損的關節軟骨面，使已經形成的骨刺縮小或停止發展。另外，骨刺丸亦有降壓作用，凡患有高血壓的骨質增生患者並不禁服。同時對於外傷所致的創傷性關節炎，也有較好效果，但對於合併畸形者，療效較差；對

---

[2] 邊金祿，〈骨刺丸治療骨質增生 320 例分析〉，《陝西中醫》，1985，(2)：59。

類風濕關節炎、大骨節病患者，均有緩解症狀的效果。

3.消骨質增生散[3]

藥物組成　伸筋草、威靈仙各 90 克，宣木瓜、川牛膝、血竭花、製乳香、製沒藥各 45 克，製馬錢子 3 克，白花蛇 5 條，肉桂 45 克。

功　　效　溫經通絡，除痺止痛。

適應病症　各種骨質增生症。

用藥方法　將上藥共研為細末，裝瓶備用。每次服 3 克，黃酒 30 克為引，1 日服 2 次。

臨床療效　治療 30 例，其中顯效 8 例，好轉 20 例，無效 2 例，總有效率 93%。

經驗體會　骨質增生屬於中醫痺證之範疇，多因正氣不足，風寒濕邪三氣雜至，閉阻筋骨所致。如《素問‧生氣通天論》曰：「陽氣者，精則養神，柔則養筋，開闔不得，寒氣從之，乃生大僂」。《素問‧痺論》亦有「骨痺」之稱。因其邪深病痼，延纏難癒，治宜緩功，不可速潰。消骨質增生散中，肉桂能溫陽散寒；伸筋草、威靈仙祛風除濕，且威靈仙古今記載有軟骨之效；宣木瓜、川牛膝舒筋活絡；製乳沒活血通痺；馬錢子散結止痛；白花蛇為透骨搜風，療風濕頑痺之聖藥，對骨質增生有較好的療效。

4.通絡行痺湯[4]

藥物組成　小白花蛇 2 條，木瓜、白芍各 25 克，川芎 10 克，土鱉蟲 6 克，白酒 1 匙。

加減變化　寒重加川烏、草烏；濕重去白芍，加苡仁、蒼朮；熱重加防己、黃柏、靈仙、地榆；風盛倍用小白花蛇，加蜈蚣、全蠍、海風藤；氣血虧虛去土鱉蟲，加黃芪、當歸；病在下加獨活、川斷、狗脊、牛膝；病在上加薑黃、桂枝。

---

❸ 雷中堂，〈自擬方治療骨質增生 30 例〉，《中原醫刊》，1986，⑷：31。

❹ 白映彩，〈通絡行痺湯治療痺證 52 例〉，《貴陽中醫學院學報》，1987，⑵：41。

功　　效 行瘀通絡，除痹止痛。

適應病症 骨質增生症。

用藥方法 用武火將藥煎沸後 30 分鐘，入白酒即倒出。小白花蛇、全蠍、蜈蚣焙脆研成粉末，隨藥汁服下，或以酒沖服。

臨床療效 治痹痛症 52 例（頸、腰椎骨質增生者 18 例），痊癒 23 例，顯效 11 例，好轉 11 例，無效 7 例，總有效率 87%。

經驗體會 痹證的辨證論治歷代醫家論述頗多，但多從痹的成因、病位著手。筆者據此用於臨床常以療程長效不顯而為苦，後經細心揣度，認為痹證主要是由於體虛邪至，邪至瘀阻而生痹，而病邪多合邪致病，證候表現錯綜複雜，故在辨證的過程中注重主要病因，抓住「瘀」進行論治。自擬的通絡行痹湯則突出了治療行瘀通絡的特點，方中小白花蛇「內走臟腑，外徹皮膚，透骨搜風」為主藥；木瓜、白芍養血舒筋通絡為輔；土鱉蟲、川芎活血行瘀為佐，入酒少量以助藥勢，引藥直達病所。諸藥相伍治痹不忘行瘀，瘀行則絡通，絡通而痛除。另外，筆者在臨床實踐中還發現小白花蛇治療痹證遠較其他蛇類藥物顯著，而吞服的藥效又比煎服好。

5.曾氏骨刺散[5]

藥物組成 烏梢蛇 60 克，透骨草、當歸、防風、土鱉各 36 克，威靈仙 72 克，沒藥、降香各 20 克。

功　　效 祛風通絡，活血化瘀，軟堅止痛。

適應病症 頸椎、胸椎、腰椎、骶椎、足跟骨骨質增生。

用藥方法 上藥共研細末，瓶裝備用，每次 3 克，每日 3 次，空腹服用。1 劑藥量為 1 療程，病重者可連服 2 劑。

臨床療效 治療 86 例，其中顯效 26 例，有效 58 例，無效 2 例，總有效率 97%。

---

❺ 曾祥華，〈骨刺散治療骨質增生 86 例臨床小結〉，《湖南中醫雜誌》，1987，⑵：14。

經驗體會 骨質增生多見於 40 歲以上之壯年，男性多於女性。筆者多年來運用活血通絡止痛之「骨刺散」治療此病，效果滿意。本方即「風濕威靈方」中烏梢蛇易白花蛇，降香、沒藥易血竭而成，方中烏梢蛇、透骨草、威靈仙、防風祛風除濕，通絡止痛；降香、沒藥、土鱉活血化瘀，軟堅散結；當歸養血活血，營養筋脈。全方具有祛風通絡，活血化瘀，軟堅止痛之功，較之原方服用方便，且效果相當。

6.益腎通絡方[6]

藥物組成 熟地、杜仲、骨碎補、白芍、狗脊、五加皮、木瓜、秦艽、牛膝、薑黃各 10 克，甘草 6 克。

加減變化 本方偏溫，若有口渴咽乾、舌紅、脈細數之陰虛見症者，易熟地為生地，酌加知母、菊花、黃柏；若病變在上者，易牛膝為桑枝；若關節腫脹、疼痛明顯者，可酌加製川烏、地龍、地鱉蟲。

功　效 補腎通絡，除痹止痛。

適應病症 骨性關節炎。

用藥方法 每日 1 劑，水煎 2 次，濾液共 600 ml。每次服 300 ml，每日 2 次。

臨床療效 治療 34 例，其中頸椎病變 10 例，腰椎 12 例，膝關節 4 例，踝關節（包括跟骨）8 例。治療最長者 35 天，最短者 5 天，平均 16 天。顯效（臨床症狀消失，關節活動正常，能參加正常工作，1 年以上無復發）20 例；有效（臨床症狀消失，勞累時出現輕度症狀，尚能工作）12 例；無效（經 20 天治療症狀無改善）2 例；總有效率 94%。

經驗體會 臨床觀察表明，骨性關節炎的發生，每以肝腎不足，精血虧虛為本，勞傷或感受寒濕，經脈閉阻，氣血不和為標。本法治療以熟地填精補髓，益肝充腎；杜仲、骨碎補、狗脊入腎經，白芍入肝經，以強筋骨，補肝腎；五

加皮、木瓜、秦艽、牛膝、薑黃活血逐瘀，袪風濕，療痺止痛；甘草調和諸藥；又伍白芍緩急止痛。臨診根據病位之上下，寒熱之偏頗，腫脹之輕重，略施加減，知常達變。全方標本兼顧，攻補兼施，共奏補腎通絡、除痺止痛之效。

7.烏雞酒藥[7]

藥物組成 桂枝、秦艽、木瓜、當歸、川牛膝、補骨脂、地龍、茴香、瓜蔞、厚朴、鈎藤、杜仲各 15 克，全蠍、白殭蠶各 7.5 克。

加減變化 新患而有熱，局部紅腫者，加知母、羌活各 15 克，忍冬藤 25 克；肢節竄痛，腫脹明顯者，加防己、蒼朮各 15 克，土茯苓、薏苡仁、羌活各 25 克；關節腫痛變形者，加土元、烏梢蛇各 10 克，蜈蚣 5 條，仙靈脾、狗脊各 15 克。

功　效 補腎通絡，除痺止痛。

適應病症 退行性關節炎。

用藥方法 上藥裝入 1 隻新殺的烏雞肚內（去毛與內臟），用白酒 500 ml 左右將藥浸透約 2 小時，隨後加水適量，不加油鹽等調料，煎至雞肉離骨，剩藥液 600 ml，將雞肉與藥液均分 4 份備用。再將剩下的雞骨與藥渣烘乾，研粉均分 15 包備用。每天早晚各空腹溫服雞肉與藥液 1 份。每天服雞骨藥渣粉 1 包，1 日服 3 次，黃酒沖服。7 天為 1 療程，未癒可行第 2 個療程。

經驗體會 本方以益氣活血、補益肝腎、強筋壯骨的烏雞、杜仲、補骨脂為君；以活血化瘀、通經活絡、驅除痺痛之酒、當歸、桂枝、牛膝為臣；以理氣和胃，燥濕化痰之茴香、厚朴、瓜蔞為佐；以袪風除濕、清熱散寒、活血通絡、舒筋搜風、消腫止痛的秦艽、木瓜、鈎藤、全蠍、地龍、白殭蠶為使，故通過辨證加減，通治各種痺證甚眾，皆獲良效。本方應用時注意：孕婦及上消化道潰瘍者禁用，高血壓者慎用；每次服藥後，當溫覆取微汗，治療期間可進行適當的活動，以加強關節的功能鍛鍊；老幼體弱者宜減量；治療期間忌食肥甘生冷。

---

[7] 張林，〈烏雞酒藥治療痺證〉，《吉林中醫藥》，1989，(3)：18。

8. 補腎除痺湯[8]

藥物組成 乾地黃 30 克，山藥、山茱萸、製乳香、製沒藥各 15 克，澤瀉、茯苓、牡丹皮、附子、桂枝各 10 克。

加減變化 關節腫脹痛明顯，皮膚不紅不熱，全身寒濕偏重者，加製川烏、千年健、薏苡仁、獨活，易乾地黃為熟地黃；關節痛如針刺、屈伸不利及面膚麻木不仁等瘀血偏重者，加當歸、地鱉蟲、桃仁、紅花；關節紅腫熱痛、週身困重等濕熱偏重者，原方桂枝、附子各減至 3 克，加黃柏、蒼朮、赤芍、地龍；氣血虛弱者，加黃芪、黨參、當歸、雞血藤；津虧腑實者，原方桂枝、附子減至 5 克，加寒水石、花粉、大黃；病在頸部者，加葛根、薑黃；在肘、腕、指、掌部位者，加靈仙、羌活；在腰、髖部位者，加牛膝、木瓜；在膝、踝、足趾部位者，加薏苡仁、海桐皮。

功　　效 補腎益精，活血除痺，補腎培本。

適應病症 老年退行性關節病。

用藥方法 水煎服，日 1 劑。

經驗體會 老年退行性骨關節病的病理變化是骨質增生、疏鬆，或關節軟骨鈣化等，與其代謝趨向衰退有關。中醫認為：「腎藏精、主骨」，腎精充足則髓腔滿盈，骨骼充實堅固，腎精虧損則髓腔空虛，骨骼痿軟脆弱。因此，對本病的治療，當以補腎培本為基本點。筆者以金匱腎氣丸加製乳香、製沒藥組成「補腎除痺湯」，隨症加減治療老年退行性骨關節病，療效滿意。金匱腎氣丸的補腎作用在於補陰以生氣，助陽以化水，兼顧陰陽水火以助先天之精氣，所加乳香辛苦溫，能通宣氣血，入腎溫補，沒藥苦辛平，破瘀以生新，散血而止痛，共為宣通臟腑，疏通經絡之要藥。本方隨症加減應用對消除症狀有明顯效果，同時對控制和改善骨質增生、軟骨鈣化和骨質疏鬆有一定作用。

---

❽ 黃駿，〈補腎除痺湯治療老年性退行性關節病〉，《四川中醫》，1989，⑷：36。

9.曲直湯[9]

藥物組成 當歸 9 克，知母 18 克，山萸肉 15～20 克，乳香 6～9 克，丹參 30 克。

加減變化 肢體麻木者，加靈仙、桑枝；痛劇者，加元胡、雞血藤、白芍；肢體無力者，加五爪龍、千斤拔；頸椎病變者，加羌活、葛根；腰椎病變者，加川斷、杜仲；膝關節病變者，加獨活、牛膝；足部病變者，加牛膝、菟絲子；脈細無力者，加黃芪、桑寄生。

功　　效 補肝腎，活血止痛。

適應病症 退行性骨關節病。

用藥方法 水煎服，日 1 劑。

臨床療效 治療骨性關節炎 36 例，其中顯效 18 例，有效 14 例，無效 4 例，總有效率 88.9%。

經驗體會 曲直湯出自《醫學衷中參西錄》，原方主治「肝虛腿疼，左部脈微弱者」。張氏認為肝虛致相火不能逍遙流行，鬱於經絡，與氣血凝滯，故見左部脈微弱而痛處作熱。一般認為，骨刺的中醫治療，從「腎主骨」的理論認識，多以補腎活血止痛為治。本方補肝清熱，流通血氣，係從「肝主疏泄」的認識加以發揮。筆者臨床上對此類退行性骨關節病患者，凡符合本方辨證要點，即疼痛局部有作熱感，脈細弱者，投以本方治療，通過臨床驗證，確有療效。但以腰及下肢效果優於頸部病變，可能與肝經分佈以及頸椎退行性病變所引起的症候更加複雜多變有關。

10.逐瘀通痹湯[10]

藥物組成 羌活 6 克，獨活 10 克，血竭 3 克，丹參 15 克，乳香、沒藥各 5 克，狗脊 15 克，當歸 10 克，絡石藤 15 克。

---

[9] 孔炳耀，〈曲直湯治療退行性骨關節病觀察〉，《實用中醫內科雜誌》，1990，(2)：43。

[10] 向一青，〈逐瘀通痹湯治療骨質增生 103 例〉，《湖南中醫雜誌》，1991，(1)：45。

| 加減變化 | 挾熱者加石膏、蠶砂；寒明顯者加桂枝、川烏；上肢者加片薑黃、桑枝；下肢者加木瓜、伸筋草。

| 功 效 | 逐瘀通痹。

| 適應病症 | 骨質增生症。

| 用藥方法 | 水煎服，日 1 劑，2 次分服。一般 10 天後症狀逐漸好轉則繼續服用，否則改用其他方法治療。

| 臨床療效 | 治療骨質增生症 103 例，其中頸椎 26 例，胸椎 13 例，腰椎 60 例，膝關節 2 例，足跟 2 例。治療後，治癒（臨床症狀基本消失，肢體活動自如者）68 例；有效（肢體活動自如，臨床症狀明顯好轉者）27 例；無效（經治療 10 天後無明顯好轉或疼痛略有減輕，勞累後又復如故者）8 例；總有效率 92%。

| 經驗體會 | 骨質增生是因長期勞傷成疾，血瘀濕阻日久形成，起病緩慢，治療時間偏長。筆者自擬逐瘀通痹湯治療本病，方中以二活祛風除濕；乳香、沒藥、絡石藤化瘀通絡；丹參、當歸、血竭活血化瘀；狗脊益腎壯骨且除風濕，諸藥合用，共奏逐瘀通痹之功。通過筆者臨床驗證，用該方治療本證療效頗佳。

11.加味蒼柏湯[11]

| 藥物組成 | 蒼朮 12～15 克，黃柏 15～25 克，牛膝 15 克，薏苡仁 20 克，白芷 12 克，桂枝 12 克，木瓜 15 克，皂刺 6～12 克，獨活 12 克，桑寄生 20 克，細辛 3～5 克，木通 6～12 克，珍珠母 15～25 克。

| 加減變化 | 氣虛加黃芪；血虛加當歸；腎虛加續斷、杜仲；疼痛較重加延胡索、全蠍、地龍；兼有外傷病變加續斷、杜仲、秦艽、香附；兼有外傷瘀血及腫脹加紅花、地龍、赤芍、公英；病變在腰以上者改獨活為羌活，加葛根、丹參。

| 功 效 | 化瘀散寒，清利消堅，補虛療損，祛濕利節。

| 適應病症 | 各種增生性關節炎。

---

❶ 高學禮，〈加味蒼柏湯治療增生性關節炎 65 例〉，《山東中醫雜誌》，1991，(1)：22。

用藥方法 水煎服，日服 1 劑，10 劑為 1 療程。

臨床療效 治療 65 例，其中單純服中藥者 50 例，有 15 例配合針灸、按摩。經 5 天至 3 個月的治療，痊癒 53 例，顯效 7 例，有效 5 例。

經驗體會 增生性關節炎的發生到發作，往往是一個漫長的過程，病症即成，又作為一種有形之邪，故臨床治療往往療程較長而療效欠佳。從中醫辨證角度分析，該病的發生多與濕邪留滯、脈絡失和有一定關係。濕為有形之邪，多纏綿不去，故病程漫長，有沉重感，肢體困乏，陰雨天加重，其脈多兼弦象。濕邪長期留滯於骨節，造成病變局部氣、血、津、液運行功能受阻，故可形成骨屬組織的反應性改變。其次本病與長期負重、慢性損傷也有關，負重與損傷，皆可致病變局部氣血運行受阻和功能紊亂，久鬱化熱，形成骨節的慢性炎症，漸而滲出、變性。再者本病與肝腎不足有關，肝腎不足，骨髓空虛，腎陰腎陽互不協調，故易於形成骨組織的機能亢進和病理性改變。臨床治療應從上述三方面考慮，從因論證，治病求本。方中以蒼朮、黃柏為君，燥閉阻之濕濁，清絡脈之鬱熱，同時蒼、柏相伍有堅腎固陰的作用；配合白芷、桂枝、木瓜、薏苡仁、細辛、獨活以增強宣通經絡，祛濕利痹之功；牛膝、木通、皂刺有活血通絡、祛瘀消堅的功能，牛膝配桑寄生有補肝腎、強筋骨、祛風濕、和血脈的功效；珍珠母潛陽安神，止痛鎮靜。本方寒熱並用，虛實兼顧，既能化瘀散寒，又能消利消堅，既能補虛療損，又能祛濕利節。因此用本方治療不同部位和不同證型的增生性關節炎引起的疼痛，功能改變等症皆宜，尤以腰椎骨質增生引起的病症療效最佳。

12.骨增酒[12]

藥物組成 威靈仙、透骨草、杜仲、懷牛膝、穿山甲、丹參、白芥子各 30 克，白酒 2000 ml。

[12] 李貫徹，〈骨增酒治療骨質增生〉，《四川中醫》，1991，(2)：43。

加減變化 腰骶椎骨質增生，加淫羊藿 30 克；頸椎骨質增生，加葛根 30 克；跟骨骨質增生，加木瓜 30 克。

功　　效 滋補肝腎，溫經通絡，活血化瘀，軟堅散結。

適應病症 骨質增生症。

用藥方法 將以上各藥共研細末，置瓷罐或玻璃瓶中，密封半個月（冬季密封20 天）後服用。每次服 15～20 ml（根據患者飲酒量大小，可適當加減），每日服3 次。以上為 1 個療程的劑量，約服 25～30 天，間隔 3～5 天，可進行 3 個療程。

臨床療效 治療 100 例，其中臨床治癒 48 例，顯效 29 例，好轉 19 例，無效4 例，總有效率 96%。

經驗體會 骨質增生為骨質退行性改變，屬中醫「痹證」範疇。筆者本著滋補肝腎，溫通經絡，活血化瘀，散堅除結的原則，標本同治。骨增酒中懷牛膝、杜仲滋補肝腎，強壯筋骨；威靈仙、透骨草祛風散寒，通絡止痛；穿山甲活血散瘀，通行經絡；白芥子祛痰散結；丹參養血活血化痰（現代藥理研究，具有擴張血管，促進體液循環的功效）；再加上白酒通脈行血。諸藥合用，共奏補肝腎、通經脈、行氣血、濡筋骨之效。本方對於促進患部充血水腫的解除及組織的修復，改善血液循環與營養狀態起一定的作用。臨床觀察表明，本方對於症狀的消除，效果明顯，對新的骨質增生有所抑制，對已增生的骨質，作用不甚明顯。

13.軟骨丹[13]

藥物組成 熟地、鹿角膠、龜板各 40 克，當歸、川芎、紅花、桂枝、防風、麻黃各 30 克，炙馬錢子、蜈蚣、地鱉蟲各 10 克，炙川烏、炙草烏各 5 克。

功　　效 補肝腎，壯筋骨，活血散結，祛寒止痛。

適應病症 骨質增生。

用藥方法 將上藥炮製後研為細末，調和均勻，煉蜜為丸，每丸重 9 克。每天

[13] 楊天祥，〈軟骨丹治療骨質增生症 575 例〉，《中醫正骨》，1991，(3)：28。

早晚各服 1 丸，1 個月為 1 療程。

臨床療效 治療 575 例，其中痊癒 355 例，占 61.7%；顯效 103 例，占 17.9%；有效 94 例，占 16.3%；無效 23 例，占 4%；總有效率 96%。

經驗體會 骨質增生是由於腎衰不能生髓養骨，又感風寒濕邪侵襲所致。治療應以補肝腎、壯筋骨，佐以活血散結、祛寒止痛為主。軟骨丹藥用熟地、鹿角膠、龜板補腎壯骨、填經益髓；以當歸、川芎、紅花活血行氣化瘀；馬錢子、蜈蚣、地鱉蟲散結軟堅，通利關節；製川烏、草烏祛寒止痛；麻黃、桂枝、防風解肌發表。諸藥合用，則腎氣充、筋骨堅、瘀血散、寒邪除，使骨質增生所致的疼痛、麻木消失，功能恢復正常。

14. 骨痹丸 [14]

藥物組成 紅參、黃芪、鹿角、枸杞、熟地、當歸、肉蓯蓉、丹參、白芍、製南星、白芥子、雞血藤、生乳沒、全蠍、蜈蚣、炮穿山甲等。

功　　效 滋補肝腎，益氣養血，逐瘀化痰通絡。

適應病症 各種骨質增生症。

用藥方法 將上藥研細末，煉蜜為丸，每丸重 10 克，每日早晚各服 1 丸。服用時先取雞蛋 1 枚打入碗內，將 1 粒藥丸攪拌其中，上籠蒸 6～8 分鐘，成蛋糕狀即可服用。3 個月為 1 療程。外敷法：將生川烏、生草烏、生附子、生麻黃、川芎、肉桂、乾薑、生南星、細辛、生乳沒各等分，共研細末，每次取適量藥末，以白酒調勻，敷貼於增生關節處，用紗布包裹，繃帶固定。每晚臨睡前外敷，次晨取下，一般敷藥 15 分鐘後，局部即有熱感。亦可外敷熱水袋以增強藥效。外敷次數不限，可根據療效與內服藥同時間斷配合運用。

臨床療效 120 例患者治療最長者 180 天，最短者 20 天。其中顯效 96 例，占 80%；有效 20 例，占 16.7%；無效 4 例，占 3.3%；總有效率 96.7%。

---

[14] 宋重陽，〈骨痹丸治療骨質增生 120 例臨床觀察〉，《山西中醫》，1991，(4)：19。

經驗體會 臨床觀察表明，骨質增生症多發於 40 歲以上的中老年人，每以肝腎虛損，氣血不足為本，痰瘀凝滯，經絡閉阻為標。雖然本症屬於中醫「痹證」範疇，但在病因病機及治療方藥上有其特殊性，經臨床體會，若單純以祛風散寒，溫經鎮痛法治療，往往達不到預期療效。筆者針對本病的發病規律及病理機制，認為治療重點應在消除構成本病的內在因素，即肝腎虛損，氣血不足。骨痹丸方中熟地、枸杞等滋補肝腎；鹿角、蓯蓉等益精填髓壯陽；紅參、黃芪、當歸、白芍等益氣養血，輔以丹參、雞血藤、生乳沒等活血逐瘀，行氣止痛；製南星、白芥子等攻逐頑痰；更佐以蜈蚣、全蠍、炮穿山甲等蟲類藥鑽透剔邪，消腫定痛，疏通經脈。全方攻補兼施，標本兼顧，突出補益，輔以攻邪，故療效滿意。同時，針對骨質增生病位比較固定的特點選用具有溫經通絡、消腫鎮痛之功效的中草藥研末外敷，起到迅速止痛，縮短療程的效果。經多年臨床病例觀察，骨痹丸對輕度骨質增生症，一般可以治癒，重度可控制發展，緩解症狀。

15.內外合治方[15]

藥物組成 內服骨質增生湯：當歸、川斷、杜仲、羌活、炒乳香、炒沒藥各 15 克，蜈蚣 2 條，細辛、甘草各 6 克，熟地 20 克，桑寄生 30 克，烏梢蛇、丹參、川牛膝、製附子各 12 克。外敷黑鹽散：黑豆、食鹽各 1000 克，食醋 500 克。

加減變化 氣虛明顯者，加黃芪 30 克，黨參 15 克；血虛者，當歸加至 30 克，加雞血藤 20 克；陽虛者，加肉桂 12 克，乾薑 10 克；局部發冷、疼痛劇烈者，加製草烏（先煎）15 克；濕邪明顯者，加防己 20 克、蒼朮 15 克；頑痛不已者，加地鱉蟲 10 克。

功　　效 補腎填精，活血化瘀，通絡止痛，祛風除濕散寒，軟化骨質。

適應病症 增生性骨關節炎。

用藥方法 內服方：每日 1 劑，水煎服，15 天為 1 療程。外敷方：將黑豆炒焦

---

[15] 呂雲釗，〈內外合治增生性骨關節炎〉，《四川中醫》，1992，(3)：46。

軋碎，與食鹽拌勻，再放入鍋內加熱，同時加食醋趁熱（60°C 左右）裝入布袋，外敷患處。每晚 1 次，15 天為 1 療程。

| 臨床療效 | 治療 40 例，其中治癒 14 例，顯效 8 例，有效 6 例，無效 12 例，服藥最多者 65 劑，最少者 15 劑，平均 40 劑。

| 經驗體會 | 本病為多發、常見病，屬中醫「骨痹」範疇，由腎氣虛弱，風寒濕邪雜至，閉阻筋脈，骨失所養致骨質變形，氣血瘀滯，不通則痛。故方用熟地、川斷、杜仲、寄生、川牛膝補腎填精；當歸、炒乳沒、蜈蚣、烏梢蛇、丹參活血化瘀，通絡止痛；附子、羌活、細辛祛風除濕，散寒止痛；再佐以外敷黑鹽散溫經散寒止痛，軟化骨質。如此內外合治，收效甚佳。

16.骨刺丸[16]

| 藥物組成 | 熟地黃、肉蓯蓉、淫羊藿、製附片、金毛狗脊、骨碎補、桑寄生、威靈仙、秦艽、三七等。

| 功　　效 | 溫補腎陽，滋補腎陰，疏經活絡，強筋壯骨，活血止痛。

| 適應病症 | 骨質增生。

| 用藥方法 | 以上藥製成蜜丸，每丸重 10 克。每日 2 次，每次 1 丸，飯後溫開水送下。1 個月為 1 療程，一般服 1～3 個療程。

| 臨床療效 | 105 例患者，經服藥 1～3 個月後，臨床治癒 42 例，占 40%；顯效 36 例，占 34.28%；有效 22 例，占 20.95%；無效 5 例，占 4.7%；總有效率 95.3%。

| 經驗體會 | 骨質增生屬中醫「骨痹」範疇，多由肝腎虧損所致。筆者經臨床篩選，用熟地、肉蓯蓉、淫羊藿、製附片溫補腎陽，滋補腎陰，生精補髓，溫通督脈為主藥；以金毛狗脊、骨碎補、桑寄生補肝腎，強腰膝，壯筋骨為輔助藥；用三七、威靈仙、秦艽通經活絡，散風祛濕，活血止痛為佐使。諸藥共奏溫補腎陽，滋補腎陰，生精益髓，溫通督脈，疏經活絡，強筋壯骨，活血止痛之功能。

---

❶ 白延峰等，〈「骨刺丸」治療骨質增生 105 例〉，《甘肅中醫學院學報》，1992，(4)：23。

17.補腎壯筋湯❶

藥物組成 萸肉、熟地、牛膝、當歸、川斷、茯苓、杜仲、白芍、五加皮、青皮、黃芪。

加減變化 發於頸椎者加葛根；發於腰椎者加巴戟天、補骨脂；發於膝關節者加木瓜、雞血藤；挾瘀者加桃仁、紅花；挾風濕者加羌活、苡仁；挾濕熱者加苡仁、黃柏。

功　　效 滋陰養血，生精補髓，補肝腎，強筋骨，祛風濕，利關節。

適應病症 骨質增生及退行性骨關節病。

用藥方法 水煎服，日2次，連服2個月為1療程。

臨床療效 183例患者，經1個療程治療後，顯效164例，占89.6%；好轉12例，占6.6%；無效7例，占3.8%。總有效率96.2%。

經驗體會 本病屬於中醫「骨痹」範疇。病由肝腎虧損，氣虛血瘀，外感風寒濕邪或勞傷負重損傷關節所致，臨床表現為局部腫痛，關節活動受限。補腎壯筋湯出於《傷科補要》一書，方中萸肉、熟地、當歸、白芍滋陰養血，生精補髓；杜仲、川斷、牛膝、五加皮補肝腎，強筋骨，祛風濕，利關節；茯苓、青皮理氣健脾，利水消腫；加用黃芪補氣利水消腫，並有提高機體免疫功能的作用，故臨床應用取得滿意效果。

18.靈仙五物湯❶

藥物組成 威靈仙30克，苦參、穿山甲、香附、透骨草各10克。

功　　效 活血化瘀，通絡散寒。

適應病症 各種骨質增生。

用藥方法 湯劑：每日1劑，頭2煎分2次內服；第3煎加水1500 ml，煎至

❶ 章煜銘，〈補腎壯筋湯治療退行性骨關節病183例〉，《浙江中醫雜誌》，1992，(4)：174。
❶ 蒲繡山，〈靈仙五物湯治療骨質增生368例〉，《中國骨傷》，1992，(6)：32。

800 ml 左右，局部熏洗熱敷或浸泡，藥液冷後再加熱，但要防止灼傷，每晚 1 次，每次半小時。散劑：上述藥物共研細末過 60 目篩，裝瓶備用。口服：1 次 10～20 克，每日 2 次開水沖服。外用：根據患處部位大小取藥粉適量，用白酒（或食醋）調呈糊狀，敷於局部，外加塑膠紙包紮（可減輕藥物的蒸發及外滲），乾燥後將藥取下，再用白酒或醋調敷，每份藥可反覆調敷 3 次後棄之。

臨床療效 治療 368 例，其中痊癒 128 例，顯效 121 例，好轉 112 例，無效 7 例，總有效率 98.1%。

經驗體會 筆者選用威靈仙等 5 種中藥組成基本方劑治療骨質增生，方中威靈仙、穿山甲具有活血化瘀，消腫止痛之功效；香附、苦參、透骨草具有通絡祛風、理氣散寒之能，通過活血化瘀，通絡散寒改善循環等作用，消除骨贅周圍組織的炎症，有效緩解或消除症狀而達到臨床痊癒。本組病例應用靈仙五物湯（散）治療，無任何不良反應及副作用，僅個別患者用藥期間出現食慾減少，停藥後自行消失。

19.獨活寄生湯[19]

藥物組成 桑寄生 15 克，杜仲、懷牛膝各 12 克，獨活、威靈仙、透骨草各 9 克，細辛、防風、秦艽、川芎、當歸、白芍、人參、黃芪、甘草各 6 克。

加減變化 病在腰椎加淫羊藿；在頸椎加葛根；在跟骨加木瓜；疼痛劇者加全蠍、地龍；寒邪偏重者加乾薑、附子；濕邪偏重者加防己。

功　　效 補肝腎，強筋骨，益氣血，祛風散寒除濕，通絡止痛。

適應病症 骨性關節炎。

用藥方法 每日 1 劑，水煎服。

臨床療效 治療時間最長者 3 個月，最短者 1 週。24 例中，痊癒 14 例，顯效 4 例，有效 3 例，無效 3 例，總有效率 87.5%。

---

[19] 單文龍，〈獨活寄生湯加減治療骨性關節炎 24 例〉，《江蘇中醫》，1993，(3)：11。

經驗體會　骨性關節炎發病緩慢，主要症狀是關節疼痛，常於晨間發生，稍動痛減，動甚則因關節摩擦而疼痛加重，天氣變化常促使本病症狀發生，屬中醫「痺證」範疇。關於其病因，《證治準繩》曰：「有風、有濕、有寒、有熱、有閃挫、有瘀血、有滯氣、有痰積，皆標也，腎虛其本也」。故宜補肝腎、強筋骨，補氣血治其本，袪風散寒除濕、通絡宣痺、活血止痛治其標。方中重用桑寄生為君，以補肝腎，強筋骨，袪風濕；杜仲、懷牛膝與君藥相合更增強其功效；獨活善能袪下焦與筋骨之間風寒濕邪；威靈仙、透骨草袪風散寒，通絡止痛，消痰散積之功；防風、秦艽以袪風散寒，除濕止痛，和血舒筋；當歸補血活血止痛，與川芎、白芍等相伍功善養血活血，與黃芪相伍則補氣生血；人參、黃芪補氣固本，扶正以袪外邪；甘草調和諸藥。法證相合，藥切病機，故用之奏效。

20.補腎化瘀方[20]

藥物組成　內服方：熟地、仙茅、狗脊、骨碎補、續斷各 15 克，乳香、沒藥、穿山甲、威靈仙、山茱萸各 10 克，田三七 4 克。電滲療法外用方：桂枝、熟附子、赤芍、活血藤各 45 克，麻黃、桃仁、紅花各 30 克，透骨草、金剛刺各 100 克，尋骨風 70 克，威靈仙 60 克，細辛 20 克。

加減變化　內服方：偏寒者加熟附子、細辛；頸椎骨質增生者加葛根、羌活；腰椎骨質增生者加杜仲、桑寄生；膝關節骨質增生者加獨活、牛膝。

功　　效　疏通腠理，活血袪瘀，舒經通絡，消腫止痛，燥濕散寒。

適應病症　骨質增生。

用藥方法　內服方：每日 1 劑，20 天為 1 療程。取電滲療法外用方諸藥，研成粗末裝入布袋內，浸泡於 50% 酒精 3000 ml 中（浸泡 7 天），取汁備用。患者取坐位或俯臥位，用紗布口罩蘸浸泡液，稍加擰乾置於患者體表，用吹風機對準藥紗布墊（距離 15～25 公分），吹熱風，緩慢旋轉移動，並在局部以手輕度

拍打，使熱度均勻。紗布吹乾後，再蘸藥液反覆進行，每次 30 分鐘，每天 1 次。療程同內服藥。

臨床療效 治療 45 例，其中顯效 28 例，占 62.2%；好轉 13 例，占 28.9%；無效 4 例，占 8.9%；總有效率 91.1%。

經驗體會 骨質增生症，目前尚無特殊藥物能終止其退行性關節病變的改善，治療主要是緩解疼痛，恢復功能。中醫認為腎主骨，腎虛則骨疏不堅；精血不足則外邪易犯，虛實挾雜，日久成積，而致骨關節增生，由此可知，其症在骨，其本為腎虛，病久痛處固定，壓之痛明顯為有瘀，據此，筆者採用補腎化瘀方內服為主，配合局部電滲療法為輔治療本病。內服方中熟地、山茱萸補腎益精；仙茅、狗脊、骨碎補、續斷強骨充髓治其本，且狗脊、骨碎補兼能通行血脈；乳沒活血散血；田三七、穿山甲活血通絡、化瘀散結以止痛；靈仙宣通十二經脈治其標。電滲療法利用藥物浸劑加熱風，增高局部組織的溫度，提高滲透能力，使藥液有效地滲入軟組織，透過骨膜，直接對病變骨質發揮治療作用，電滲藥液並其熱力共具疏通腠理，活血祛瘀，舒經通絡，消腫止痛，燥濕散寒，分解粘連等作用。

21.皂刺湯[21]

藥物組成 皂刺 50 克，當歸、紅花、山茱萸各 10 克，川芎 15 克，雞血藤 30 克，靈仙 12 克。

加減變化 頸椎增生加片薑黃、羌活各 10 克，葛根 30 克；腰椎增生加炒杜仲、懷牛膝各 10 克，川斷 15 克；跟骨增生加木瓜 15 克，川牛膝、炒杜仲各 10 克；熱象明顯加秦艽 15 克，丹皮 10 克；寒象明顯加川烏、羌活（或獨活）各 10 克，細辛 6 克。

功　　效 補肝腎，養血柔筋，活血通絡。

---

[21] 袁昌華，〈皂刺湯治療骨質增生 41 例〉，《四川中醫》，1994，(1)：45。

<u>適應病症</u>　骨質增生。

<u>用藥方法</u>　每日 1 劑，水煎 2 次，早晚分 2 次服。

<u>臨床療效</u>　治療 41 例，其中顯效 26 例，占 63.3%；有效 12 例，占 29.4%；無效 3 例，占 7.7%；總有效率 92.7%。

<u>經驗體會</u>　骨質增生以老年患者居多。年老體弱，肝腎不足是病之根本，正虛邪侵，氣血受阻，筋失所養，則見疼痛麻木。因此補肝腎、養血柔筋、活血通絡是本病的治療原則。方中山茱萸補肝腎以治本，且能祛寒除濕，《本經》稱之能「溫中、逐寒濕痹」；當歸、川芎、紅花、雞血藤養血柔筋，活血通絡；威靈仙既能祛風除濕，又能活血通絡；重用皂刺以活血止痛，皂刺常用量 3～10 克，筆者在治療骨質增生時重用皂刺至 50 克左右，止痛作用好，療效頗佳，並未見有任何副作用。

22.黃芪首烏湯[22]

<u>藥物組成</u>　黃芪 50 克，何首烏 30 克，威靈仙 15 克，雞血藤 20 克，五加皮 15 克，川芎 20 克，地龍 9 克，赤芍 15 克，補骨脂 10 克，自然銅 6 克，甘草 6 克。

<u>加減變化</u>　頸椎增生者加葛根、防風各 20 克；雙膝關節病變為明顯者，加防己 10 克，木瓜 12 克，牛膝 15 克；痛明顯者，加細辛 10 克，烏梢蛇 15 克，製乳沒各 10 克。

<u>功　　效</u>　滋補肝腎，強筋壯骨，補氣活血，化瘀止痛。

<u>適應病症</u>　各種骨質增生。

<u>用藥方法</u>　日 1 劑，水煎服。

<u>臨床療效</u>　治療 36 例，其中雙膝骨質增生 20 例，腰椎骨質增生 11 例，頸椎骨質增生 5 例。臨床基本治癒（症狀與體徵全部消失，頸椎、腰椎、雙膝活動自如）32 例，占 88.9%；顯效（症狀與體徵基本消失，運動自如，但遇到氣候

[22] 高建立等，〈自擬「黃芪首烏湯」治療骨痹 36 例臨床分析〉，《中醫藥研究》，1995，(5)：20。

變化或過度勞動，久站或久坐後頸椎、腰椎、雙膝仍然出現不適之感）2 例，占 5.6%；好轉（症狀與體徵明顯減輕，停藥後症狀與體徵又出現者）1 例，占 2.8%；無效（治療前後無明顯改變）1 例，占 2.8%；總有效率 97.3%。

經驗體會 筆者臨床自擬黃芪首烏湯治療本病，全方根據中醫肝腎同源、氣為血帥、血為氣母之原則化裁。方中運用黃芪、何首烏、補骨脂滋補肝腎，強筋壯骨；雞血藤、赤芍、川芎活血化瘀、止痛；自然銅、威靈仙軟化骨刺；五加皮、地龍祛風除濕，疏筋活絡；甘草調和諸藥。全方配伍嚴謹，結構合理，加減得當，故臨床運用收到較為滿意的效果。

23.通痹消刺丹[23]

藥物組成 製附子、威靈仙、葛根、川羌活、炮山甲、土元、鱉甲、川芎、血竭、黃柏、薏米、蒼朮、烏梢蛇等。

功　　效 祛風散寒除濕，化瘀通絡。

適應病症 骨質增生。

用藥方法 上藥共為細末，裝膠丸，每膠囊含藥 0.4 克，每次服 6～8 膠囊。每日 4 次，空腹服用，忌辛辣，1 個月為 1 療程。

臨床療效 治療 835 例，其中臨床痊癒（患部痛麻及附屬症狀消失，功能活動恢復正常，X 光片顯示骨刺已完全或部分吸收）796 例，占 95.3%；顯效（患部痛麻症狀減輕，X 光片顯示骨刺部分萎縮或未見明顯變化）28 例，占 3.4%；無效（患部症狀未改變）11 例，占 1.3%；總有效率 98.7%。

經驗體會 骨質增生症，屬中醫「骨痹」範疇，係由風寒濕邪侵入關節骨端，致使骨膜肥厚、增生、鈣化所成，增生的部分一旦達到能壓迫周圍組織的血管、神經的長度，就會產生痛麻以及所屬血管、神經系統的複雜症狀。目前，現代醫學對之除手術切除外，尚無根治之法。筆者根據「祛風寒、清濕熱、化瘀通

---

[23] 王堇屹，〈通痹消刺丹治療骨質增生 835 例〉，《中國民間療法》，1996，(2)：38。

絡」的治療大法研製的「通痺消刺丹」，用於治此症，療效顯著。方中附子、威靈仙、川羌活等祛風散寒；黃柏、薏米、蒼朮等清熱除濕；山甲、鱉甲、川芎、土元、烏梢蛇等化瘀通絡。諸藥合用，可使外邪得祛，炎症得清，經絡氣血暢通，機體生理序列得到維護，新陳代謝正常進行，增生的骨刺，被重新吸收。值得提出的是，很多腰椎骨質增生患者，大都伴有腰椎間盤突出症，在服用此藥治癒骨質增生症的同時，突出的椎間盤也恢復到正常位置，說明「通痺消刺丹」的根本作用是能有效地恢復和維護機體的生理，這對於臨床中從痺證論治其他疑難雜症的可行性，提供了新的途徑。

24.促腎壯骨湯[24]

藥物組成　生地 30 克，薏苡仁 60 克，黨參、白朮、豬苓、何首烏、地黃、仙靈脾各 15 克，杜仲 10 克，五味子 12 克，烏梢蛇 10 克，肉桂 3 克，熟附子、甘草各 6 克。

功　　效　補肝腎，健脾益氣，祛風通絡，壯骨除痺。

適應病症　骨質增生。

用藥方法　上述藥物水煎服，1 日 1 劑，每劑煎 2 次，早晚各服 1 次。30 天為 1 療程，服藥期間停用其他藥物。

臨床療效　治療 103 例，總有效率 80.58%。

經驗體會　骨質增生是一種退行性病變，屬中醫「骨痺」範疇。由於本病臨床表現屬於本虛標實，故治宜扶正祛邪。促腎壯骨湯以何首烏、杜仲補益肝腎，壯筋骨，益精血；以熟附子、肉桂、仙靈脾溫腎壯陽，補命門之火；黨參、白朮、甘草補中益氣；薏苡仁、豬苓健脾利濕；五味子益氣生津；烏梢蛇祛風通絡；生地除滋陰養血外，《神農本草經》謂它還能「逐血痺，填骨髓，長肌肉，除寒熱積聚，除痺」。據現代實驗研究表明，處方中的 13 味藥有一個共同特點

---

[24] 張永洛等，〈促腎壯骨湯治療骨質增生的療效觀察〉，《中國骨傷》，1996，(4)：57。

就是都有促進、興奮或增強腎上腺皮質功能的作用，故取名「促腎壯骨湯」；黨參、薏苡仁、五味子、熟附子、肉桂、仙靈脾均有促進、興奮或增強腎上腺皮質功能；地黃、杜仲、甘草、豬苓對垂體－腎上腺皮質功能有興奮或調節作用，地黃還可延緩肝臟對皮質激素的分解代謝，使血中皮質激素水平升高；何首烏具有類似腎上腺皮質激素的作用。此外，薏苡仁還有解熱鎮痛作用，其鎮痛強度與氨基比林相似。

25.平刺丸[25]

藥物組成 山萸肉、當歸各 50 克，三七、血竭各 30 克，土鱉蟲、沒藥、乳香各 45 克，紅參、南星各 35 克，紅花 40 克。

功　效 補腎活血平刺，理氣止痛祛瘀。

適應病症 骨質增生症。

用藥方法 上藥烘乾，共為細末，煉蜜為丸，每丸重 15 克。每次 1 丸，日 2～3 次，半個月為 1 療程，病程長、疼痛劇者可連服 2～3 個療程。

臨床療效 治療 237 例，其中腰椎增生 116 例，膝關節增生 81 例，足跟骨刺 32 例，其他部位增生 8 例，經本法治療，顯效（臨床症狀體徵消失，功能基本正常，恢復工作，X 光片復查骨刺縮小）134 例，占 56.5%；好轉（臨床症狀減輕，局部活動無明顯限制，工作稍受影響）92 例，占 38.8%；無效（症狀體徵無明顯變化）11 例，占 4.6%，無效患者多數為間斷用藥所致；總有效率 95.3%。

經驗體會 中醫認為，腎主骨生髓益精，腎虛則骨失滋養，精少而髓空，至氣血失調，又加感風受寒或勞損外傷，經脈閉阻，氣血不通，累及骨絡，久則形成骨質增生。治宜補腎活血平刺，理氣止痛祛瘀。方中山萸、當歸、紅參補腎健骨，扶正固本；紅花、血竭、南星活血化瘀平刺；三七、土鱉蟲、乳沒疏通經絡，理氣止痛祛瘀。利用傳統工藝研製，便於服用，直接吸收，能充分發揮

---

[25] 孟凡豔，〈家傳平刺丸治療骨質增生 237 例〉，《遼寧中醫雜誌》，1996，(4)：171。

藥力，使藥力直達病所，改變局部血液循環，能使退化的骨質得到填充而修復固本，又使經絡通暢而獲癒。

26.骨質靈湯[26]

藥物組成　鹿銜草、白芍各 20 克，骨碎補、烏梅、赤芍各 10 克，威靈仙 12 克，雞血藤 15 克，甘草 5 克。

加減變化　肝腎虧虛者加桑寄生、木瓜、黃連；寒濕阻滯者加桂枝、製川烏、當歸；氣滯血瘀者加乳香、紅花。另據病變部位加減用藥，使藥力直達病所：頸椎病變加葛根、羌活；胸椎加狗脊、炮山甲；腰椎加杜仲、懷牛膝；骶髂關節加當歸；膝關節加白芷、桑枝；跟骨加川芎、檳榔。

功　　效　補肝益腎，活血止痛。

適應病症　骨質增生症。

用藥方法　水煎，每日 1 劑，分 2 次服，藥渣敷患處，15 天為 1 療程，連服 2 個療程。

臨床療效　治療 628 例，其中臨床治癒（臨床症狀和體徵消失，可以恢復原工作，隨訪 2 年未復發）518 例，占 82.4%；顯效（症狀和體徵基本消失或顯著好轉，可以從事原工作，但疲勞或其他誘因誘發後有輕微症狀，服藥 1 週內可緩解，隨訪 2 年內未有大發作）71 例，占 11.3%；有效（臨床症狀和體徵均明顯減輕，但疲勞或其他原因可誘發，程度較治療前明顯減輕，服藥後能很快緩解，隨訪 2 年內未大發作）24 例，占 3.8%；無效（臨床症狀和體徵減輕或無改善，隨訪 2 年內有大發作）15 例，占 2.3%；總有效率 97.5%。在 317 例拍片復查的患者中，有 134 人骨刺消失或顯著縮小。

經驗體會　方中骨碎補、鹿銜草補肝腎強筋骨，延緩關節軟骨退變，抑制骨質增生；威靈仙辛溫，消刺止痛；烏梅酸平入肝，舒筋收斂軟堅，制約威靈仙傷氣

[26] 吳登清，〈自擬骨質靈湯治療 628 例骨質增生症的臨床研究〉，《甘肅中醫》，1996，(6)：8。

而助其化刺；赤芍、白芍、雞血藤養血舒筋，緩急止痛。諸藥合用，既可消炎止痛，又可破壞骨刺的內環境，改善血液循環；抑制和萎縮骨刺，消除局部增生。

27.溫腎化瘀湯[27]

藥物組成 熟附子、淫羊藿、三棱、莪朮各 9～12 克，熟地、金毛狗脊、骨碎補各 15～20 克，地鱉蟲、穿山甲各 6～9 克，懷牛膝 15～20 克，桂枝 10～20 克。

加減變化 頸肩痛明顯者加葛根、薑黃、桑枝；腰膝痛明顯者加桑寄生、獨活、杜仲；若骨質增生嚴重，關節僵硬者加透骨草、尋骨風、自然銅。

功　　效 溫腎散寒，破血化瘀。

適應病症 骨質增生。

用藥方法 每日 1 劑，分 2 次服，每劑藥渣加食醋 500 ml，浸泡 10 分鐘後，文火煎至水氣蒸發，手擠不流水為度，裝入布袋，熱敷患處，藥袋上面加蓋暖水袋以保藥溫，每日 2 次，每次 30 分鐘，每服 10 劑為 1 療程，一般 2～3 個療程可治癒。

臨床療效 治療 58 例，其中治癒（臨床症狀消失，肢體活動自如者）40 例；有效（肢體活動自如，臨床症狀明顯好轉者）15 例；無效（經治療 1 個療程後無明顯好轉者）3 例；總有效率 94%。

經驗體會 骨質增生屬中醫「骨痹」範疇，是中老年人的多發病。筆者認為該病的發生當責之於腎虛血瘀，因督為先天之本，主骨充髓，40 歲以後腎氣虛衰，易致筋傷骨損，另外，關節負重，易引起受力的局部氣血逆亂，瘀血凝滯，導致骨骼結構損傷，失去滋養，久而久之形成退行改變。筆者以溫腎化瘀湯標本同治，內服外敷，療效滿意。方中附子、淫羊藿溫腎壯陽，搜風祛寒；三棱、莪朮破血逐瘀，行氣止痛；熟地、骨碎補、金毛狗脊補腎填精，強筋壯骨；地鱉蟲、穿山甲搜剔血積，散瘀通經；桂枝溫通經絡，通利血脈；牛膝引藥入腎，

---

[27] 蘇文龍，〈溫腎化瘀湯治療骨質增生 58 例〉，《甘肅中醫》，1997，(3)：27。

直達病所。諸藥合用，共奏溫腎散寒，破血化瘀之功。藥渣加食醋之酸以加強軟堅滲透功效，使原骨刺變軟或抑制再生小骨，從而增強療效。

28.木瓜湯[28]

藥物組成 木瓜 60～100 克，雞血藤 40～80 克，炮附子 9 克，靈仙 10 克，赤芍 20 克，炒白芍 20～40 克，透骨草 10 克，製馬錢子 6 克，片薑黃 12 克，續斷、寄生、生黃芪各 15 克。

功 效 益腎健骨強筋、活血止痛。

適應病症 骨質增生。

用藥方法 水煎服，日 1 劑，15 劑為 1 療程。

臨床療效 60 例患者，服藥 1 個療程痊癒者（臨床症狀消失）3 例，2 個療程痊癒者 38 例，3 個療程痊癒者 11 例，好轉（臨床症狀減輕）8 例。

經驗體會 骨質增生之成因，筆者認為多與腎虛血瘀有關。因腎主骨，腎虛則骨不堅。又其症每有增生部位疼痛，即「不通則痛」，故在處方用藥上，多以補腎強筋、軟堅止痛為主。方中以炮附子、續斷、寄生益腎強筋骨，木瓜軟堅化瘀止痛為君；雞血藤、白芍、赤芍軟堅化瘀止痛為臣；黃芪、馬錢子、片薑黃祛風止痛為佐；靈仙、透骨草通十二經脈，引諸藥直達病所為使。諸藥合用，共奏益腎健骨強筋、活血止痛之功，故能收效佳。

29.加味三妙湯[29]

藥物組成 蒼朮 25 克，黃柏 10 克，檳榔 12 克，木瓜 10 克，黃芪、丹參、玄胡、米仁各 30 克，牛膝 12 克，伸筋草 10 克，穿山甲 6 克，忍冬藤 30 克。

功 效 益氣血，補肝腎，強筋骨，活血化瘀止痛。

[28] 常榮等，〈自擬木瓜湯治療骨質增生〉，《內蒙古中醫藥》，1997，⑷：26。

[29] 黃鎮義，〈加味三妙湯治療增生性關節炎 100 例療效觀察〉，《浙江中西醫結合雜誌》，1997，⑹：360。

適應病症 增生性關節炎。

用藥方法 每日 1 劑，上午下午 2 次，水煎分 2 次服。藥渣加水再煎熏洗膝關節，每日 2～3 次。

臨床療效 治療 100 例，其中顯效（症狀消除，功能恢復，膝關節活動自如）39 例；有效（疼痛基本消失，關節功能基本正常，但勞累過度或氣候變化時仍有隱痛）43 例；好轉（疼痛減輕，關節活動尚感不便）18 例，總有效率 100%。治療時間最短 5 天，最長 1 個月。

經驗體會 現代醫學認為，增生性關節炎是由於生理上的退化和慢性積累性的關節磨損所致，多發於 50 歲以上的中老年人，說明衰老，肝腎虧損，氣血不足，身體素質下降與本病的發生有著密切關係，中醫認為該病由於感受風寒濕三氣或外傷瘀血、勞力失過所致。筆者運用加味三妙湯扶正祛邪，方中以黃芪補氣養血；牛膝補肝腎、強筋骨；丹參、玄胡活血化瘀、理氣止痛；穿山甲軟堅散結；蒼朮、黃柏燥濕；米仁、檳榔瀉濕消腫；木瓜、伸筋草舒筋活絡、祛風；忍冬藤清熱除痺而利關節。諸藥合用，內服外洗，改善血液循環，促進炎症吸收，消除腫脹，促進損傷之軟骨修復，從而達到鎮痛，恢復關節功能，控制病情發展，緩解症狀的目的。

30.化刺丸[30]

藥物組成 天麻 25 克，川牛膝 10 克，薏苡仁 50 克，川斷、肉桂、赤芍、防風、炙川烏、炙草烏、酒當歸各 15 克，炙沒藥、木香、沉香各 7 克，白芷 30 克。

功　　效 通經絡，行氣血，補肝腎，壯筋骨。

適應病症 頸腰膝骨質增生。

用藥方法 上藥為末，煉蜜為丸，如山楂大。飯後半小時口服 1 丸，1 日 3 次。30 天為 1 療程。服藥期間禁酒、茶。同時外敷消痺散（威靈仙 80 克，生川烏、

---

[30] 劉松濤，〈外敷內治頸腰膝骨質增生 58 例〉，《江蘇中醫》，1998，⑷：29。

生草烏各 12 克，生乳香、生沒藥各 20 克，皂刺、烏梢蛇各 15 克，地龍 50 克，細辛 10 克，伸筋草、透骨草各 30 克。上藥烘乾為細末，過 60 目篩，用陳米醋或黃酒適量調配成糊狀備用），取核桃大小糊狀藥物平攤在紗布上，敷於疼痛處或阿是穴，以塑膠薄膜或不吸水紙隔蓋其上，外用繃帶固定。隔日 1 次，15 次為 1 療程。

臨床療效 58 例患者，經 1 個療程治療，其中痊癒 28 例，有效 27 例，無效 3 例，總有效率 94.8%。

經驗體會 化刺丸內服以補肝腎，強筋骨，祛風活血通絡。消痹散外用，取藥之辛散搜刮之性，通透走竄，直達病所，以調節腠理開闔，促進血液循環，增強局部新陳代謝，消除組織炎症和病理代謝物，減輕或解除局部組織神經的受壓情況。

31.補中桂枝湯[31]

藥物組成 黃芪、黨參各 30 克，白朮、炙升麻、柴胡、淫羊藿、巴戟天、杭白芍各 15 克，桂枝、當歸各 20 克，細辛 8 克、川芎 15 克，生薑 3 片，大棗 5 枚，甘草 10 克。

加減變化 腰及雙下肢疼痛加杜仲、狗脊、續斷、懷牛膝；指端關節疼痛加豨薟草、透骨草；飲食不佳，胃脘不適加豆蔻、菖蒲、砂仁。

功　　效 益氣養血，通經活絡，補腎壯骨。

適應病症 退行性骨關節炎。

用藥方法 每日 1 劑，加冷水煎沸 20 分鐘，每日 3 次溫服。

臨床療效 治療 120 例，其中顯效（關節疼痛、腫脹消失，活動功能恢復正常）74 例；有效（關節疼痛、腫脹減輕，活動功能好轉）37 例；無效（關節疼痛、腫脹無變化）9 例。總有效率 92.5%。最短治療 2 週，最長 2 個月。

---

[31] 彭江雲等，〈益氣養血法治療退行性骨關節炎 120 例〉，《四川中醫》，1998，(5)：24。

經驗體會 本方以李東垣補中益氣湯為基礎，調補脾胃，益氣養血，合桂枝湯調和營衛，通經活絡，散寒止痛。配伍細辛散寒止痛；川芎行氣活血；淫羊藿、巴戟天補腎助陽，強筋壯骨，標本兼治，共同發揮益氣養血、通經活絡、補腎壯骨之功。正如喻嘉言所倡導的痹證日久，關節變形、僵硬者，未可先治其痹，而應先養氣血。另外，在藥物治療的同時，應保持心情舒暢；再配合推拿、針灸、理療、體育鍛鍊等，效果當更加理想。

32. 骨寧內服外洗方[32]

藥物組成 內服方：杜仲 15 克，川斷 10 克，威靈仙 15 克，骨碎補 15 克，狗脊、懷牛膝各 10 克，鹿銜草、雞血藤各 15 克，白芍 30 克，木瓜、醋延胡索各 15 克，甘草 6 克。外洗方：乳香、沒藥各 20 克，骨碎補 10 克，桑寄生、續斷、赤芍各 12 克，威靈仙 20 克，雞血藤 30 克，當歸、葛根各 12 克，豨薟草 30 克，生大黃、秦艽、羌活、生草烏、生川烏各 12 克，細辛 10 克，生南星、生半夏各 12 克。

功　　效 內服方：補肝腎、強筋骨、活血祛瘀、通絡止痛。外洗方：補腎壯筋骨、祛風除濕、化瘀蠲痰、活絡止痛。

適應病症 骨質增生。

用藥方法 內服方 1 日 1 劑，水煎 3 次兌勻，早晚各 1 次，若病變部位在頸椎者上方加丹參、葛根、羌活。外洗方加水 3000～7000 ml，武火煮沸後，再用文火煎 20 分鐘，待水溫適宜，以不燙傷皮膚為度，熏洗患處 30 分鐘，每日 1～2 次。亦可用此藥研成粉裝入袋內，量要加倍，放入鍋中蒸透，然後熱敷患處，日 1 次，每次 1 小時。7 天為 1 療程。

臨床療效 治療 200 例，其中基本治癒（治療後症狀和體徵全消，頸、腰椎活動自如，能恢復日常工作）163 例，占 81.5%；顯效（治療後症狀和體徵基本

---

[32] 王權，〈骨寧內服外洗治療骨質增生的體會〉，《內蒙古中醫藥》，1999，(3)：7。

消失，運動自如，天氣變化、過勞後無不適感，椎體有輕度壓痛）18 例，占 9%；好轉（治療後症狀和體徵部分消失，但停止治療後部分症狀復發）16 例，占 8%；無效（治療前後無明顯改變）3 例，占 1.5%；總有效率 98.5%。

經驗體會　骨質增生多發於中老年人，屬中醫「痹證」、「骨痹」範疇。其病因病機如《素問‧痹論》所述：「風寒濕三氣雜至，合而為痹也」，《靈樞‧百病始生篇》又指出：「卒然逢疾風暴雨而不病者，蓋無虛，故邪不能獨傷；此必因虛邪之風，與其身形，兩虛相得，乃客其形」，說明風、寒、濕邪是外因，正虛之體是內因。「肝主筋」、「腎主骨」，肝腎虧虛，「三氣」之邪乘虛侵襲經絡，而致氣血瘀滯，日積月累釀致瘀血加重而成，故腎虛為本，風寒濕久阻經絡，痰瘀凝結為實為標。治宜補腎養肝治其本，活血祛瘀通絡治其標。骨寧內服方中鹿銜草祛風濕，強筋骨，利關節，療骨間之疼痛；川斷補肝腎，強筋骨，調血脈；骨碎補補腎以堅骨，活血以療折傷；木瓜味酸性溫入肝，善益筋與血而化濕，長於舒筋活絡；白芍、延胡索、威靈仙、懷牛膝、狗脊、杜仲滋補肝腎，祛濕活血止痛。現代藥理分析和臨床療效觀察表明本方具有改善血循環，增強新陳代謝，提高局部組織營養代謝，有利於病變組織的修復和再生，從而減輕或解除本病的疼痛作用。骨寧外洗方加熱局部熏洗，通過藥物的直接治療作用和水蒸氣及水的溫熱效應，可以增強局部組織的血液循環和淋巴循環，促進肌肉、骨組織的修復，藥力層層深透、溫通關節，鬆解局部肌肉、韌帶的緊張、攣縮，使其臨床症狀得以解除。

33.溫陽養血湯[33]

藥物組成　肉蓯蓉、威靈仙、雞血藤各 30 克，桑寄生、丹參各 20 克，獨活、骨碎補、當歸各 15 克，五加皮 12 克，土鱉蟲 10 克，炙甘草 6 克。

加減變化　頸椎加葛根、羌活；胸椎加柴胡、狗脊；腰椎加杜仲、續斷；下肢

---

[33] 鄧國強，〈溫陽養血湯治療骨質增生 138 例〉，《陝西中醫》，1999，⑾：490。

加牛膝、木瓜；上肢加桑枝、薑黃；偏寒者加桂枝、製附子；偏熱者加忍冬藤、生石膏；劇痛加蜈蚣、全蠍；氣虛加黃芪、黨參；陰虛加熟地、麥冬；血瘀加乳香、沒藥。

功　效　溫陽養血，祛風除濕，宣痺通絡，活血化瘀。

適應病症　骨質增生。

用藥方法　水煎服，每日 1 劑，分 2 次溫服；病重者每日 2 劑，分 4 次溫服，30 天為 1 療程。

臨床療效　治療 138 例，其中痊癒（臨床症狀消失，肢體關節功能活動自如，能恢復正常工作，X 光檢查提示骨刺有改善或消失，肢體關節活動自如，追訪 3 年無復發者）99 例；顯效（臨床症狀消失，肢體關節活動自如，能正常工作，X 光檢查提示骨刺有改善，追訪 2 年無復發者）25 例；好轉（臨床症狀明顯改善，肢體關節活動恢復至用藥前 1/2 以上，能正常工作，X 光檢查對照無變化，追訪 1 年無復發者）9 例；無效（臨床用藥 3 個療程後症狀、體徵、X 光檢查均無變化）5 例；總有效率 96.4%。

經驗體會　骨質增生是中老年患者的常見病、多發病，屬中醫「痺證」、「骨痺」等範疇，主要是正氣不足，感受外邪，經絡阻滯，筋骨失養，氣血運行不暢所致。治療當以扶正祛邪，標本兼治為原則，溫陽養血湯方中肉蓯蓉溫補腎陽，生精益氣，促進機體的生化機能；威靈仙宣通經絡，消腫止痛，舒筋散寒，並有軟化骨刺的作用；桑寄生、骨碎補溫補肝腎，壯筋骨，強腰膝，且祛風除濕，活血止痛；獨活、五加皮祛風除濕，通絡除痺；丹參、當歸、雞血藤補血養血，疏通經絡之瘀阻，促進局部血液循環；土鱉蟲活血化瘀止痛；炙甘草緩急止痛，調和諸藥。諸藥配伍，共奏溫陽養血，祛風除濕，通絡除痺，活血化瘀之功，故收效滿意。

㈡中藥熏洗外敷方

1.烏蛇皂刺散[34]

藥物組成 烏梢蛇 10 克，白花蛇 1 條，皂刺、豨薟草、透骨草、穿山甲各 15 克，五靈脂 20 克，生乳香、生沒藥各 15 克，生川烏、生草烏各 9 克，杜仲 15 克，細辛 10 克，威靈仙、仙靈脾各 15 克。

功　效 透骨搜風，溫通經絡，祛風除濕，軟堅散結，滋補肝腎。

適應病症 骨質增生症。

用藥方法 將以上各藥共為細末，置瓷碗內，用陳醋或米醋（如局部疼痛發冷者，可用白酒或黃酒）調成糊狀，以杏核大小藥膏置膠布中央，貼於增生部位及相應穴位上。隔日 1 次，10 次為 1 療程。

臨床療效 治療 300 例，其中臨床治癒 114 例，占 38%；好轉 186 例，占 62%，總有效率 100%。

經驗體會 骨質增生屬中醫「痹證」範疇，筆者治療本病選用具有透骨搜風，溫通經絡，祛風除濕，活血軟堅散結和滋補肝腎等功效的藥物，因這些藥物具有辛散、通透、走竄、搜剔之性，能直達病所，故可直接敷貼於增生部位和相應穴位，調節腠理開闔，促進血液流通，改善血液和淋巴的循環，增強局部組織的新陳代謝，從而調節和改善骨骼組織的營養狀態，通經絡，行氣血，濡筋骨，解痙攣，消水腫，使骨骼局部受損組織得到修復，達到治癒和緩解本病的目的。中藥外敷治療，不僅療程短，奏效快，而且方便易行，無任何副作用，患者容易接受。

2.骨增康膏藥[35]

藥物組成 當歸、紅花、乳香、沒藥各 10 克，三仙丹 3 克。

---

❸❹ 裴洪文，〈自擬烏蛇皂刺散外敷治療骨質增生 300 例的體會〉，《北京中醫雜誌》，1988，
(1)：35。

| 功　效 | 舒筋活絡，活血化瘀，散結止痛。 |

| 適應病症 | 骨質增生。 |

用藥方法 將上藥共研為末，加水調成糊狀，慢火加熱至80°C，再加入粘合劑（糯米粉）少許，調勻。待冷卻至40～45°C時，將藥膏敷於骨質增生局部，然後用塑膠薄膜覆蓋，周圍用膠布封牢，以保持藥膏的溫度和濕度，外用紗布薄棉墊紮緊。24小時後取下，7天後按上法敷第2帖，敷3次為1療程。

臨床療效 治療123例，其中痊癒28例，顯效73例，有效12例，無效10例，總有效率91.87%。

經驗體會 本方多由芳香藥物組成，香竄走經，且多具有揮發油，故滲透力強。方中當歸等活血化瘀，使血行瘀祛而痛止；三仙丹引諸藥滲透肌膚達病所。臨床觀察表明本方可促進椎間孔周圍神經根炎性水腫消退，改善脊髓神經根及骨質增生部位的血液循環，從而減輕或解除神經根的張力，使症狀緩解至痛止。

3.活絡洗方[36]

藥物組成 炒艾、生川烏、木瓜、防風、五加皮、地龍、當歸、羌活、土鱉蟲、伸筋草各30克。

| 功　效 | 行氣活血，通絡止痛。 |

| 適應病症 | 骨性關節炎。 |

用藥方法 將上藥包裹後，放入盆中，加冷水，置火上煎煮。沸騰5分鐘左右，將盆離火置地上，趁熱熏洗患部。待稍冷後（以不燙為度），用藥湯浴洗患部，並輕輕揉按患處。每日1～2次，每次約1小時左右，每劑藥連用5～7天。

臨床療效 治療78例，其中顯效64例，占82%；有效9例，占12%；無效5例，占6.4%；總有效率94%。

---

❸❺ 喬長興等，〈骨增康膏藥治療骨質增生123例〉，《山東中醫雜誌》，1989，⑸：16。

❸❻ 鄒培，〈活絡洗方治療關節病〉，《雲南中醫雜誌》，1990，⑵：25。

經驗體會 關節病係現代醫學病名，涉及的範圍較為廣泛，而且種類繁多，其發病機制和病理變化也不盡相同。但疼痛和不同程度的功能障礙是其共同的特徵。中醫認為，疼痛係由各種致病因素造成經絡氣血不通所致，即「不通則痛」。治療當通其經絡，暢其氣血，而其痛自除，亦即通則不痛之理，活絡洗方的立方之旨在於「通絡」二字，方選羌活、木瓜、防風、五加皮祛風除濕通絡；川烏、炒艾溫經通絡；當歸活血通絡；重用蟲類藥地龍、土鱉蟲以增強活絡之力。諸藥合用，俾經絡氣血暢通而達到活絡止痛之目的。熏洗之法，古已有之，借熱之力，使腠理疏鬆，藥物易於吸收。同時，熱能祛寒，鬆弛肌肉之緊張，增強局部血循，使經絡氣血通暢，是為中醫學中有效的獨特治法之一。

4.中藥外洗方[37]

藥物組成 羌活、當歸、烏梅、炒艾葉、五加皮、防風、炙川烏、地龍、木通、萆薢、川椒各 30 克，加生薑 150 克（拍爛）。

功　效 祛風散寒除濕，活血通絡。

適應病症 增生性關節炎。

用藥方法 將上藥用紗布包裹後，放入大小適中的瓷盆中，加冷水（約盆容積的 2/3）後，置火上煮沸，沸騰 5 分鐘左右，將盆離火置地上，乘熱熏洗患處。待稍冷後（以不燙為度），用藥湯浴洗患部，並輕輕揉按患部。腰椎增生性關節炎則用紗布口罩 2 個，蘸藥湯交替熱敷患部。每日 1～2 次，每劑藥用 5～7 天。

臨床療效 治療 58 例，其中顯效 30 例，有效 22 例，無效 6 例，總有效率 94.8%。

經驗體會 增生性關節炎是因為骨質增生引起的關節疾患。主要特點是受累關節疼痛和不同程度的功能活動障礙，屬中醫「骨痹」範疇，係肝腎不足，風寒濕邪閉阻經絡而導致經脈氣血不通所形成。按「通則不痛」之理，選用祛風散

---

❸❼ 鄒培，〈中藥熏洗治療增生性關節炎 58 例臨床小結〉，《雲南中醫學院學報》，1990，(2)：18。

寒除濕、活血通絡的藥物組方，使風寒濕邪得去，經絡氣血通暢而疼痛自除。用藥湯直接熏洗患部，使熱力和藥力同時發揮作用，可獲得單純物理熱療和單純藥物治療所不能達到的滿意療效。用中藥熏洗，對於緩解其疼痛，不同程度地改善其關節功能，收效較佳。

5.太極神膏[38]

藥物組成 川烏、草烏、威靈仙、生山甲、土元、血竭、細辛、巴戟天、杜仲、紅花、烏蛇、白花蛇、馬錢子。

功　　效 補腎填精，活血化瘀，消堅散結，驅風散寒，除濕瀉熱。

適應病症 骨質增生症（包括頸、胸、腰以及膝、足跟骨質增生）。

用藥方法 以上藥物據藥性不同分為 5 組，置於麻油內炸枯，過濾，煉油到滴水成珠，再加黃丹入油攪勻，冷卻後水浸 7 天，溫化後均推於備好的膏基上（布料或皮料）。用於頸、腰椎及膝關節的膏藥大小、藥量均不同，頸椎 14 公分 × 20 公分，腰椎 18 公分 × 25 公分，膝關節 30 公分 × 20 公分。每張膏藥重 70～100 克。先洗淨、擦乾患部皮膚，將太極神膏溫軟，再將膏藥增效劑灑在皮膚及膏藥上，外敷患處。每天更換 1 次，每 15 次為 1 療程。

臨床療效 213 例患者經治療後，顯效 159 例，占 74.6%；好轉 44 例，占 20.7%；無效 10 例，占 4.7%；總有效率 95.3%。

經驗體會 太極神膏具有攻補兼施，標本同治，補腎填精，活血化瘀，消堅散結，祛風散寒，除濕瀉熱等功能。方中較大劑量地應用了上述活血化瘀藥物，從而可以改善增生周圍的炎症反應狀態，促進脊髓、神經根等部位的血液循環。另外，本症患者一般病程較長，多屬久病頑疾，故方中還加用了烏蛇、白花蛇、生山甲等走竄透骨、搜風活絡藥物，以增強除痹功能。方中馬錢子具有通經絡、消結腫、止疼痛之功，據現代藥理研究，該藥中所含士的寧（番木鱉鹼）可興

---

[38] 吳學君等，〈太極神膏治療骨質增生 213 例臨床分析〉，《河北中醫》，1993，(6)：27。

奮脊髓的反射機能，促使脊髓、神經功能恢復，並能改善骨髓肌的無力狀態，起到穩定椎體的作用，有利於骨質增生的控制。

6.消刺膏[39]

> **藥物組成** 威靈仙 60 克，透骨草 20 克，生川烏 10 克，生草烏 10 克，乳香 20 克，沒藥 20 克，血竭 10 克，冰片、麝香酌量。

> **功　　效** 祛風散寒，溫經通絡，活血化瘀。

> **適應病症** 各種骨質增生。

> **用藥方法** 上藥研為細末，用陳醋調成糊狀藥膏，使用時視疼痛面積及骨刺位置大小，將藥膏塗於紗布棉墊上外敷皮膚表面，然後用膠布固定。隔日換藥 1 次，10 次為 1 療程。注意：皮膚有破潰面忌用；敷藥後若皮膚過敏，出現濕疹、搔癢者，應立即停藥，2～3 天後疹可自癒。

> **臨床療效** 治療 46 例，痊癒 28 例，好轉 16 例，無效 2 例，總有效率 97.6%。

> **經驗體會** 骨質增生是中老年人的常見病，病因病機較為複雜。臨床表現以局部關節疼痛、肢體麻木、關節屈伸不利、活動受限為主，疼痛狀如針刺，且痛點固定，大部分患者有不同程度的外傷病史。中醫認為本病由於風寒濕熱之邪侵入人體，阻滯經絡，引起氣血不暢，久而肝腎虧虛，筋骨失養，脈絡失和所致。臨床多以祛風散寒、溫經通絡、活血化瘀為治療原則。本方選用具有透骨搜風、祛風除濕、活血軟堅散結、溫經通絡和滋補肝腎等功效的藥物，取其辛散、通透、走竄、搜剔、麻醉止痛等功用，以促進血液流通，改善局部代謝和營養狀態，通經絡、行氣血、止痛消腫、修復病損組織，達到治療和緩解的目的。

7.速效骨質增生散[40]

> **藥物組成** 乳香、沒藥、生草烏、生川烏、白芥子各 20 克，生馬錢子、川椒、

---

[39] 曹靜，〈消刺膏治療骨質增生 46 例〉，《中醫外治雜誌》，1995，(2)：6。

[40] 趙寶玉，〈速效骨質增生散治療骨質增生 652 例〉，《中醫外治雜誌》，1995，(3)：14。

穿山甲各 10 克，土元少許。

功　　效 祛風除濕，舒筋通絡，活血化瘀。

適應病症 各種骨質增生症。

用藥方法 將馬錢子放在涼水中浸泡 5～7 日，每日換水 1 次，除皮切薄晾乾後與上藥共研細末備用。用食醋將上藥粉調濕後裝進小布袋（袋口縫好），放在鍋內熱後敷患處。每日 1 次，10 天為 1 療程。

臨床療效 652 例患者，經治療 1 個療程後症狀消失者 388 例，占 58.5%；2 個療程後症狀消失者 184 例，占 28.2%；3 個療程後症狀消失者 68 例，占 10.9%；無效者 12 例，占 1.8%；總有效率 98%。

經驗體會 本方選用川烏、草烏、白芥子、川椒、馬錢子祛風除濕，舒筋通絡；乳香、沒藥、穿山甲、土元活血止痛，加熱後局部外敷，使皮膚血管擴張，血流加速，通透性增加，有利於藥物滲透到病變組織中，達到治療消除症狀之目的。

8.躅痺膏[41]

藥物組成 生川草烏各 50 克，透骨草 30 克，皂刺 100 克，紅花 30 克，骨碎補 40 克，白芥子 20 克，當歸 100 克，威靈仙 50 克，牛膝 20 克，葛根 30 克，薑黃、細辛各 20 克，三棱 30 克，生馬錢子 60 克，生山甲 40 克，生乳沒各 30 克，全蟲、蜈蚣、冰片、樟腦、丁香、肉桂各 15 克，麻油 250 克，鉛丹粉 350 克。

功　　效 活血散寒，散結止瘀，強筋壯骨。

適應病症 各種骨質增生。

用藥方法 將生川草烏等 14 味粗料藥，用水煮 2 次，濾過，藥液濃縮為稠膏備用。將生乳沒等 8 味藥分別研成細粉備用。將生馬錢子、生山甲置入麻油中浸泡 3 日，然後加熱熬油至油冒黑煙，待生馬錢子呈外黑內黃，生山甲炮起時，將藥渣撈去；繼續加熱熬油，熬煉至「滴水成珠」時，加入黃丹粉製成膏藥基

❹ 劉樹棟等，〈複合製劑「躅痺膏」外治骨質增生 132 例〉，《中醫外治雜誌》，1995，⑶：35。

質，基質入冷水中浸十餘日，每日換水以去火毒。將去火毒後的膏藥基質加熱溶化後，按適當比例加入水煮稠膏，稍冷加入生乳沒等細粉，充分攪勻後，再加入二甲基亞，充分攪拌後即成黑漆色粘膏，然後攤塗或製成膏藥丸備用。根據增生部位大小貼敷，每 3 天換藥 1 次，每 10 次為 1 療程。

臨床療效　治療 132 例，基本治癒 42 例，占 31.8%；顯效 55 例，占 41.6%；好轉 26 例，占 19.6%；無效 9 例，占 7%；總有效率 93%。

經驗體會　中醫認為該病多由肝腎不足又加勞累過度，血海空虛、髓海不足，骨絡無所充，筋脈失其養，風寒濕邪侵入骨絡，或跌仆閃挫傷及骨絡，導致氣滯血瘀，氣血運行失暢而成。治療多以祛風散寒、活血止痛、軟堅散結治其標，補益肝腎、強筋壯骨治其本。筆者根據古代膏藥透皮吸收的機理，結合十幾年的臨床經驗，經過反覆篩選，最後精選出 24 味中藥，採用新的膏藥製作工藝，加入新型皮膚穿透劑，配製成「蠲痹膏」。該膏中生川烏、生草烏、生馬錢子祛風通絡止痛，治肢體麻木拘攣，有較好的鎮痛作用；靈仙、透骨草、皂刺、薑黃、全蟲、蜈蚣、細辛祛風濕散寒止痛，是治風濕痹痛要藥；紅花、當歸、穿山甲、生乳沒、三棱可逐瘀通經、改善病變部位的血運，有利於病變組織的恢復；白芥子通絡止痛、散結消腫；牛膝、骨碎補益肝腎、壯筋骨；丁香、肉桂、樟腦走竄、滲透力強，可引諸藥直達病所。諸藥合用，相得益彰，其活血散寒、散結止痛、強筋壯骨之功甚佳。

9.威靈仙散[42]

藥物組成　生南星、生半夏各 12 斤，生川烏、生草烏、羌活、獨活、伸筋草、透骨草、劉寄奴、威靈仙、海風藤各 9 斤，紅花、桃仁、歸尾、骨碎補、乳香、沒藥、雞血藤各 6 斤，冰片、白芥子、細辛 3 斤，樟腦、白芷各 20 斤。

功　　效　溫經通絡，祛瘀止痛，軟堅散結。

---

[42] 高永生等，〈威靈仙散外敷治療骨質增生療效觀察〉，《中醫外治雜誌》，1995，(4)：16。

適應病症 各種骨質增生。

用藥方法 將上藥粉碎成末，分裝在塑膠袋內，每袋半斤，密封口備用。用時有幾處較明顯的痛點，取幾袋藥，把藥末倒在鐵鍋內，加白酒和醋各半（1：1），拌成泥狀炒熱（切勿炒乾）。然後分裝在與痛點數目相同的白布袋內，每個白布袋大小為 30 公分 × 10 公分，紮口熱敷各個痛處，要把藥末攤勻。不熱時，再倒入鍋內加白酒和醋各半，炒熱再敷。每日 1 次，痛明顯者可每日 2 次，10 日為 1 療程；若不癒，間隔 3～5 日再敷下 1 療程，每袋藥可連用 3 日。

臨床療效 治療 600 例，其中痊癒 480 例，占 80%；顯效 73 例，占 12.17%；有效 28 例，占 4.66%；無效 19 例，占 3.17%；總有效率 96.83%。

經驗體會 骨質增生屬中醫「痹證」範疇，多為氣血不足，風、寒、濕邪乘虛而入或外傷閉阻經絡筋脈關節所致。治療宜從祛風、散寒、除濕、活血祛瘀、疏筋通絡、軟堅散結等方面入手。方中生南星、生半夏、生川烏、生草烏、白芥子、細辛性溫熱，散風祛寒，溫通經絡；羌活、獨活、威靈仙、透骨草、伸筋草、海風藤祛風散寒除濕，宣痹止痛；紅花、歸尾、骨碎補、雞血藤、桃仁、乳香、沒藥、劉寄奴活血祛瘀，消腫散結，通絡止痛；樟腦、白芷可祛風濕，治濕熱搔癢症，在本方中用以預防敷藥所致的癢疹；冰片性微寒，芳香走竄，可引諸藥力直達病所；酒通利血脈，醋散瘀血，軟堅散結，二者又可使毛孔開張，進一步加強諸藥的滲透和瀰散作用。諸藥合力共奏溫經通絡、祛瘀止痛、軟堅散結之功，故收到滿意療效。

10.關節康擦劑[43]

藥物組成 樟腦 30 克，薑黃 30 克，麻黃 10 克，鐵牛毛七 10 克，75% 酒精 500 ml。

功　　效 祛風除濕，活血化瘀，溫經散寒，通絡止痛。

---

[43] 胡華山，〈關節康擦劑治療骨性關節炎〉，《中醫外治雜誌》，1995，(4)：28。

適應病症　骨性關節炎。

用藥方法　將上藥浸泡在 75% 酒精 500 ml 中，密封 7 天備用。用時，先用溫開水擦洗患處，每天用藥液擦患處 3 次，6 天為 1 療程。

臨床療效　治療 50 例，其中 1 個療程治癒 24 例，2 個療程治癒 18 例，3 例無效，治癒率 84%，總有效率 94%。

經驗體會　骨性關節炎，一般病史較長，內服中藥治療，往往需療程長，否則難以收效；西藥雖有立竿見影之效，但久服對胃、肝、腎有極大損害，此病未除，彼症又起。筆者根據此病每遇陰天或寒冷加重，天晴氣溫升高或燙洗後疼痛減輕這臨床特徵，選用通關竅、利滯氣、散瘀止痛的樟腦、薑黃為主藥，善治跌打損傷的鐵牛毛七、麻黃為輔藥，共奏祛風除濕，活血化瘀，溫經散寒，通經止痛之功，且此擦劑滲透肌骨的力量極強，不但對骨性關節炎治療收效甚捷，而且對風濕性關節炎、類風濕導致的關節僵硬，跌打損傷引起的瘀血腫痛，骨折後遺症引起的疼痛都能起到很好的治療作用。

11.骨刺止痛膏[44]

藥物組成　生川烏、生草烏、羌活、獨活、紫荊皮、鐵絲威靈仙、五加皮、赤芍、當歸、乳香、沉香、白芥子、磁石、細辛、花椒、穿山甲。

功　　效　活血化瘀，通絡止痛。

適應病症　骨與關節增生性疾病。

用藥方法　將上藥製成藥膏，用時微加熱後貼於患處，每週更換 1 次。1 個月為 1 療程。

臨床療效　治療 300 例，其中顯效 184 例，占 61.3%；有效 107 例，占 35.7%；無效 9 例，占 3%；總有效率 97%。

經驗體會　骨刺止痛膏外貼患處，達到緩解、減輕或消除臨床症狀，改善功能

[44] 陳衛衡等，〈骨刺止痛膏治療骨與關節增生性疾病〉，《中國骨傷》，1995，(5)：16。

的目的，其主要特點為： 1.對骨與關節增生性疾病引起的症狀均有較高療效，其中尤以止痛效果最佳。 2.骨刺止痛膏的作用主要是消失或改善骨與關節增生性疾病的臨床症狀。而對骨質增生本身則作用不明顯。 3.本膏藥無明顯不良反應，皮膚過敏反應較低，停藥後可自行消失。 4.給藥方便，用法簡單，不影響工作和生活。

12.五龍威靈膏[45]

藥物組成 威靈仙、穿山甲、穿山龍、鳳仙草、伸筋草、沒藥、乳香、老鸛草、白芥子、白芷、秦艽各 30 克，川烏、草烏、羌活、獨活、麻黃、五味子各 20 克，血竭 15 克，麝香 5 克，鉛丹適量。

功　　效 活血祛瘀，祛風散寒，通絡止痛。

適應病症 骨質增生。

用藥方法 除麝香、乳香、沒藥、血竭外，其餘藥物全部放入植物油內（藥油比例為 1 : 5）浸泡 10 天左右。然後把藥和油全部置於鍋內，用文火熬至藥物枯焦呈黑色時，撈去藥渣，過濾藥液，再把過濾後的藥油倒入鍋內，熬至藥油滴水成珠不散時，投入鉛丹，熬至藥油呈黑色，離火，再把麝香、乳香、沒藥、血竭研細末加油內，浸入水中 10 天左右。取一定量攤於紙背或布背，對折即成。用時，把膏藥拆開，加熱使膏藥軟化，用酒精或白酒棉球擦洗患處，晾乾後，再用鮮薑片擦至皮膚略呈紅色，即可貼敷。貼敷時間 10 天左右。

臨床療效 治療 1250 例，其中臨床治癒 875 例，占 70%；顯效 210 例，占 16.8%；進步 155 例，占 12.4%；無效 10 例，占 0.8%；總有效率 99.2%。

經驗體會 骨質增生多以疼痛、麻脹、無力為主症，受損部位以負重的脊柱為常見。據臨床觀察，本病疼痛劇烈、痛點固定、痛如刀割錐刺，大多數又有閃、仆、跌、打等外傷史。其病因病機乃氣滯血瘀、肝腎虧損及風寒濕邪侵襲筋脈，

---

[45] 許永順等，〈五龍威靈膏治療骨質增生 1250 例〉，《山東中醫雜誌》，1995，(9)：406。

氣血運行不暢。故筆者選用具有活血祛瘀、祛風散寒、通絡止痛作用的藥物製成此膏貼敷，通過皮膚直接作用於病變部位，藥物局部的堆積，使藥力集中，並提高了藥物的有效濃度，同時還通過刺激病變部位，以激發經氣，疏通經絡，促進氣血的運行。故本法具有見效快、療效高、使用方便等優點。從本組病人X光片治療前後對比看，貼敷本品後增生的骨質雖無明顯改變，但患者自覺症狀明顯減輕或消除。其作用機理，筆者通過臨床觀察，認為藥物的有機配合，主要具有明顯的促進局部血液循環，改善軟骨細胞和組織的血液供應，從而解除病變部位的肌肉痙攣，鬆解軟組織粘連，減輕或消除增生骨質對神經根和周圍血管的壓迫，故能緩解和消除臨床症狀。這證明，骨贅刺激和局部無菌性炎症刺激是產生症狀的主要因素，因此消除無菌性炎症的刺激是治療本病的關鍵。

13. 骨質增生外治方[46]

藥物組成 當歸 15 克，山茱萸 12 克，牛膝、骨碎補、續斷各 15 克，桃仁 19 克，紅花 30 克，生乳香、生沒藥各 20 克，金剛刺 50 克，獨活 16 克，細辛 10 克，透骨草 30 克，生川烏、生草烏各 15 克，尋骨風 30 克，威靈仙 45 克，陳醋 4000 ml。

功　　效 疏通腠理，活血化瘀散結，舒經通絡止痛。

適應病症 骨質增生。

用藥方法 將上藥研細末，浸泡於陳醋中 10 天，取汁備用。患者取坐位或俯臥位，用紗布口罩蘸汁，稍加擰乾置於病變部位；用 1000 瓦吹風機距離體表 15～20 公分處吹風加熱，緩慢旋轉移動，並在局部以手輕度拍打，使熱度均勻；藥墊吹乾後，再蘸汁液反覆進行。每次 25～30 分鐘，每日 2 次，15 天為 1 療程。

臨床療效 治療骨質增生 18 例，效果滿意。

經驗體會 中醫認為「肝虛不能養筋，腎虛不能主骨」，肝腎功能衰退，或風

[46] 傅海林，〈外治骨質增生 18 例體會〉，《內蒙古中醫藥》，1996，(1)：17。

寒濕邪內浸，致氣血失調，瘀血凝滯，日久形成骨刺。根據中醫「內病外治」的原理，治宜補肝腎，強壯筋骨，活血化瘀，祛風除濕，通經止痛，方中當歸、山茱萸、骨碎補、續斷、牛膝益肝腎，壯筋骨，兼通行血脈；桃仁、紅花、生乳香、生沒藥、金剛刺、陳醋活血散血，化瘀散結止痛；獨活、細辛、透骨草、生川烏、生草烏、尋骨風祛風除濕；威靈仙宣通十二經脈。全方標本同治，用藥劑加熱風使局部組織溫度增高，藥液滲入軟組織，透過骨膜直達病所發揮活血化瘀散結，舒經通絡止痛之功。

14.乳沒散[47]

| 藥物組成 | 乳香、沒藥、川芎、川烏、草烏各 15 克，冰片 5 克。 |

| 功　效 | 通經活絡，化瘀止痛。 |

| 適應病症 | 骨質增生。 |

| 用藥方法 | 上藥研末，裝入紗布袋內，外敷患部，10 天為 1 療程。 |

| 臨床療效 | 本組病例經治療後症狀緩解，用藥最少 5 天，最多 25 天，平均用藥 15 天，1 年內無復發者 15 例，占 75%；5 例經治緩解後 10 個月復發，再按上法治療緩解。 |

| 經驗體會 | 骨質增生屬於中醫「痺證」的範疇，多由風、寒、濕、熱侵襲經絡關節及勞損過度而致經絡氣血運行不暢，瘀血阻滯日久化為痺證，根據中醫「通則不痛」的原理，治以通經活絡，化瘀止痛，藥以乳香、沒藥、川烏、草烏、冰片辛香透達通絡之品，既克服了鎮痛藥對消化器官的刺激，而且簡便易行，便於臨床推廣。 |

15.周氏骨刺散[48]

| 藥物組成 | 淫羊藿、巴戟天、骨碎補、川烏、草烏各 10 克，乳香、沒藥各 30 |

[47] 王光輝，〈乳沒散外敷治療骨質增生 20 例〉，《光明中醫》，1999，(2)：51。

[48] 周端求，〈骨刺散外敷治療骨質增生症臨床研究〉，《內蒙古中醫藥》，1999，(3)：4。

克，生南星 10 克，樟腦 5 克。

功　　效　補腎堅骨，袪風散寒除濕，化瘀蠲痰，消腫止痛。

適應病症　骨質增生。

用藥方法　上藥除樟腦另研外，餘藥研成細末，過篩後，摻入樟腦混合拌勻，加熱酒調成糊狀，裝入紗布縫成 (15 公分 × 10 公分) 的布袋裡，趁熱敷於患處。然後將裝有 60～80℃ 的熱水袋或鹽水瓶覆蓋加溫，外用繫帶繃緊固定，日 2 次，每次 2 小時，藥末敷乾後，可再加熱酒調拌重敷，1 劑藥料可連續使用 7 天。

臨床療效　治療 216 例，其中治癒（臨床症狀、體徵消失，功能恢復正常，2 年內無反覆）78 例，占 36.11%；顯效（臨床症狀、體徵消失，功能基本恢復）86 例，占 39.81%；有效（臨床症狀、體徵減輕）42 例，占 19.44%；無效（經連續治療 1～3 個療程以上，症狀、體徵無好轉）10 例，占 4.62%；總有效率 95.36%。

經驗體會　骨質增生症為臨床常見病，多發病，屬中醫之「骨痹」範疇，《素問·上古天真論》日：「五八，腎氣衰……天癸竭精少，腎氣衰」。《素問·長刺舉痛論》日：「五八腎衰，髮枯齒槁」，「病在腎，骨重不舉，骨髓痠痛，寒氣至名日骨痹」。由斯觀之，老年腎衰，骨弱髓空，骨髓化源匱乏，弗能營養骨骼，風寒濕邪挾痰瘀等病理產物乘虛入侵，凝聚盤踞，致骨質脆弱，退行變化，軟骨軟化，變形或碎裂逐漸脫落，軟骨邊緣附著處發生保護性新骨增生而形成骨刺。筆者認為臨床雖有腎虛、風、寒、濕、痰、瘀等證因之別，而腎精枯槁，失其「主骨」、「藏精」之能，則是本病之主要病機所在。骨刺散就是基於本原則而立方，故奏效迅速而平穩。方中淫羊藿、巴戟天、骨碎補補腎堅骨；川烏、草烏袪風寒濕，鎮靜止痛；乳香、沒藥、生南星、樟腦化瘀，蠲痰行滯，消腫止痛。本方能使腎精固攝，骨骼壯實，風、寒、濕、痰、瘀之邪消散，故對各類骨質增生症效果良好。現代藥理研究表明：淫羊藿有降低破骨細胞活性，活躍成骨細胞作用；巴戟天、骨碎補有調節性激素作用；活血化瘀藥（乳香、沒藥）多具改善循環，消腫、鎮痛作用；川烏、草烏有鎮痛和局部麻醉之功效；

生南星有明顯的鎮痛鎮靜之能；樟腦具有防腐及輕度的局部麻醉作用。

16.痹痛散[49]

藥物組成 透骨草 50 克，川斷、補骨脂、桑寄生、川牛膝、狗脊、威靈仙各 30 克，獨活、木瓜、蒼朮、細辛、麻黃、三棱、白芷、水蛭各 20 克，川烏、草烏、沒藥、乳香、冰片各 10 克，蜈蚣 4 條。

功　　效 溫經散寒、活血消瘀。

適應病症 骨質增生。

用藥方法 將上藥製成細末，裝入 2 個用 3 層無紡布製成的 30 公分×30 公分布袋中，用適量高度白酒浸泡 24 小時備用，用時置於 1：5 的醋水溶液上蒸沸 20 分鐘取出，待適宜溫度時敷於患處，用繃帶固定。每日睡前更換 1 次，兩袋交替使用，8～10 天為 1 療程，一般治療 4～5 個療程，間隔 1 個月後可再鞏固 2～3 個療程。

臨床療效 48 例經治後，痊癒（症狀消失，關節活動自如，X 光片顯示骨質增生減輕或消失，隨訪 1 年無復發）9 例；顯效（主要症狀消失，關節功能恢復，X 光片顯示骨質增生減輕）18 例；有效（症狀和體徵部分消失，關節功能基本恢復或明顯改善，生活能夠自理）17 例；無效（經過 5 個療程治療，症狀無明顯改善）4 例；總有效率 92%。

經驗體會 骨質增生為一種退行性病變，以頸椎、腰椎多發，屬於中醫「骨痹」範疇。治療宜以扶正培本、溫經散寒、活血消瘀、軟化骨刺為原則，採用內病外治，敷其要穴，直達病所，以求其效。方中桑寄生、川斷、補骨脂、川牛膝、狗脊補肝腎，強筋骨；透骨草、獨活、木瓜、威靈仙、蒼朮、麻黃、細辛、白芷祛風散寒，除濕止痛；川烏、草烏、三棱、水蛭、乳香、沒藥、蜈蚣活血化瘀，消腫散結；冰片、白酒辛竄透肌；醋能軟堅散結以助藥力。加之局

---

[49] 馬金良，〈痹痛散外敷治療骨質增生 48 例〉，《國醫論壇》，1999，(4)：34。

部溫熱刺激，可使局部血管擴張，改善局部血液和淋巴循環，從而達到緩解症狀，軟化增生之目的。

17.製川草擦劑[50]

藥物組成 製川烏、製草烏、羌活、威靈仙、當歸、乳香、沒藥、細辛、花椒、白芥子、紅花、穿山甲、全蠍等。

功　　效 祛風散寒，行氣活血，通絡止痛。

適應病症 骨質增生。

製　　法 以上諸藥磨粉用 75% 酒精冷浸 2 次。第 1 次加入酒精 1500 ml 冷浸 4 天，過濾，第 2 次加酒精 1000 ml 冷浸 3 天，過濾。每次冷浸時浸液攪拌數次，然後合併濾液，再濃縮至 1200 ml，放置 1 天後過濾。最後製備的擦劑為棕黃色透明粘稠液體。

用藥方法 將製川草擦劑擦於關節增生處或疼痛周圍 10 公分處，擦後按摩 20 餘分鐘，部分患者加烤燈照射或熱敷局部，每日早晚各 1 次。治療期間適當活動關節。

臨床療效 63 例中隨訪 51 例，其中顯效（症狀及體徵基本消失或明顯減輕，關節活動不受限，功能無障礙，恢復原工作）32 例；有效（症狀及體徵減輕，關節活動範圍及功能有改善，但關節活動有部分受限）15 例；無效（症狀及體徵無變化或只有輕度變化）4 例；臨床總有效率 92.2%。

經驗體會 骨質增生性疾病的臨床表現，是以骨關節軟骨組織退行性病變為病變特徵，其臨床發病的根本原因在於局部血液循環受阻，內壓增高，使關節滑膜產生炎症、增生肥厚，關節周圍軟組織發生病變，產生疼痛，關節活動受限，最後可使整個關節廢用。中醫認為本病的病機主要是氣血瘀滯，不通則痛，故治療以行氣活血，通絡止痛為主。製川草擦劑方中製川烏、製草烏有溫經止痛

---

[50] 陳令斌等，〈製川草擦劑治療骨質增生性疾病〉，《湖北中醫雜誌》，2000，(5)：35。

的作用；配以紅花、乳香、沒藥活血化瘀；羌活、白芥子、細辛、花椒祛風散寒；穿山甲、全蠍、威靈仙止痛通絡。諸藥合用，對改善局部血液循環、減輕靜脈瘀滯及關節腔內高壓、消除臨時症狀具有較好的效果。

㈢中藥離子導入方

1.王氏中藥離子導入方[51]

藥物組成 乳香 10 克，草烏 20 克，乾薑 80 克，赤芍、當歸各 20 克，白芷、沒藥、川芎、羌活、天南星、蒲公英各 10 克。

功　　效 祛風散寒，活血行氣止痛。

適應病症 各種骨質增生。

用藥方法 將上藥放砂鍋內，加水浸泡 4 小時左右，文火煎 2 遍，每遍 20～40 分鐘，共收集藥液 1000 ml 左右，濾淨藥物殘渣，放冰箱備用。用時，採用直流感應電療機的直流部分，將藥液加溫至 40°C 左右，每次治療 25 分鐘，每天 1 次，12 次為 1 療程，療程間休息間隔 7 天，治 2～3 個療程即可。

臨床療效 治療 51 例，其中治癒 41 例，好轉 7 例，無效 3 例，總有效率 94.1%。

經驗體會 本病屬中醫「痹證」範疇，多因風寒濕邪，客於機體；或腎陽虧虛，陰寒內盛，導致寒凝血瘀，脈絡閉阻，不通則痛；因此選用草烏、乾薑溫經散寒；赤芍、乳香、沒藥、當歸、川芎活血化瘀；蒲公英、羌活、白芷、南星除濕通絡。中藥離子導入法與中藥內服、外治、注射等用藥途徑截然不同，前者是用直流電將藥物直接導入病變部位，局部藥物濃度較高，兼收藥物和直流電的雙重治療作用；而後者藥物需經胃腸道、皮膚、肌肉等吸收後再經血循環達病變部位，藥物濃度較低，且係藥物單一作用。相比之下，本法具有見效快，作用時間長，療程短，無胃腸藥物刺激反應副作用等優點。目前，對骨質

---

[51] 王國正等，〈中藥離子導入為主治療骨質增生 51 例〉，《陝西中醫》，1986，(3)：175。

增生綜合徵尚乏特效療法，尤其消除已增生的骨質還比較困難，故臨床主要控制症狀。從本組病例的療效來看，本法對單純性骨質增生效果較好，尤對外傷性骨質增生作用顯著，而對骨質增生伴風濕活動者療效較差。

2. 李氏中藥離子導入方[52]

藥物組成　生川烏、生草烏、天南星、生半夏、細辛、延胡索、川芎、當歸、防風、補骨脂、羌活、獨活、薑黃各 15 克，白芷、乾薑各 50 克，紅花、麻黃各 15 克。

功　　效　祛風通絡，除痹止痛。

適應病症　骨質增生。

用藥方法　採用 DL–I 或 DL–II 型直流感應電療機，將絨布浸濕藥液置病變部位接陽極，輔極 15 公分×22 公分襯墊置肩胛區或腹部接陰極，電流密度 0.025×0.05 mA。每次 20 分鐘，每日 1 次，12 天為 1 療程。

臨床療效　治療 65 例，其中臨床治癒 39 例，占 60%；好轉 15 例，占 23.08%；無效 11 例，占 16.9%；總有效率 83.06%。

經驗體會　運用中藥離子直流電導入治療，即把藥物直接導入病灶內，在局部形成離子保持藥物的高濃度，持續時間長，加之直流本身的生理作用，局部血液循環改善，營養豐富，能促進皮膚區的新陳代謝，再之陽極能使細胞脫水，作用區組織乾燥。以上作用在治療中互相協同，患者既無痛苦，又無副作用，很樂於接受。故凡禁忌口服、副作用大，注射又疼痛的藥物，可選擇性地在病灶處採用藥物離子直流電導入治療。

3. 當伸通[53]

藥物組成　當歸、伸筋草、路路通、防風、白芷、三七、雪山一枝、丹參、麝香。

---

[52] 李正喜，〈中藥離子直流電導入治療骨質增生 65 例臨床療效觀察〉，《貴州醫藥》，1988，(4)：242。

| 功　　效 | 養血活血，行氣通絡，袪風止痛。 |

適應病症 增生性骨關節炎。

用藥方法 直流電離子導入治療儀；0.3 公釐鉛板 1 塊；8 層厚的 15 公分 × 25 公分布囊 2 個；15 公分 × 25 公分紗布袋 2 個。使用方法：暴露患部，貼加溫「當伸通」藥膜（即上藥製成的藥膜）於局部。加熱布囊 60°C，裝鉛板，接正電柱導線後，將其放於藥膜上，另一布囊加熱，裝鉛板，接負電柱，放於距正電柱 10～20 公分痛點擴散部。鋪防水薄膜，加壓砂袋，蓋浴巾，接通電源，啟動電流控制鈕，視微安表指標達患者自覺電柱板下溫麻刺感為好。一般 7～10 天為 1 療程，每天 1～2 次，每次治療 30 分鐘。同時內服本方，水煎服，日 1 劑。

臨床療效 治療 457 例，其中治癒 181 例，占 39.60%；顯效 154 例，占 33.69%；好轉 101 例，占 22.11%；無效 21 例，占 4.59%；總有效率 95.6%。

經驗體會 增生性骨關節炎，中醫稱為「骨痺」，是常見的中老年骨關節慢性疾病。一般認為其病因有兩點：一是勞損，如長期姿勢不良，過度負重用力或跌仆，損傷脈絡，影響氣血運行，致使筋骨失養，瘀血留著而成骨痺，二是先天稟賦不足，或長期慢性營養不良，或久病體弱，或年高體衰，導致氣血虧虛而成骨痺。由於該病的病變部位，發病時間，病變範圍及疾病程度不同，臨床表現多樣。目前中醫治療常採用補氣養血，行氣活血，溫經散寒，疏經活絡法。「當伸通」藥膜通過直流電離子導入，有效藥物成分以離子狀態由毛孔進入皮下，在電磁場離子導入的持續作用下，滲入皮下組織、肌肉、肌腱、韌帶和血管神經，在病變部位促進新陳代謝，起到活血化瘀，消腫止痛，抑制骨質增生的作用。同時滲入的藥物有效成分被血管吸收後，循環全身，和內服的「當伸通」合劑，內外結合，起到補氣養血，行氣活血，疏經活絡，溫經散寒，袪風

---

❸ 任彥華等，〈「當伸通」藥膜離子導入治療增生性關節炎 457 例臨床小結〉，《河南中醫》，1989，(2)：15。

止痛，改善骨關節及軟組織的血液循環和神經營養狀況，促進疾病的痊癒。

4.中藥電泳離子導入方[54]

藥物組成　正極藥物：防己 30 克，乳沒各 20 克，秦艽、蒲公英、川芎各 40 克，紅花、苡仁各 30 克，威靈仙 40 克，乾薑 50 克，蒼朮、草烏各 40 克。負極為普通用水。

加減變化　頸椎骨質增生加透骨草、葛根各 30 克；肘關節增生加透骨草 30 克；腰膝、跟骨增生加杜仲 30 克，牛膝 20 克；膝關節屈伸不利加伸筋草 30 克；沉重難移者加茯苓 30 克；痛重者草烏加至 50 克，肉桂 15 克；外傷者加三七、茜草各 20 克；跌仆閃挫者加骨碎補 30 克，元胡、蘇木各 20 克。

功　　效　活血化瘀，通絡止痛，補益肝腎。

適應病症　各種骨質增生症。

用藥方法　採用 GZ–ⅢA 型電泳儀，以正極為主要極，負極為輔助極。操作時，將浸透藥液的布墊放於骨質增生部位，上置正極板，並用砂袋或細繩固定，將負極套進用溫水浸透的布袋中，並放於鄰近部位。然後調節電流，以患者能忍受為限，每次治療 30 分鐘。

臨床療效　治療 2100 例，近期痊癒 1176 例，占 56%；顯效 688 例，占 32.8%；好轉 228 例，占 10.8%；無效 8 例，占 0.4%；總有效率 99.6%。

經驗體會　骨質增生屬中醫「骨痹」範疇，臨床上纏綿難癒，以往傳統的方法治療，取得了一定的療效，但療程較長，筆者採用藥物離子電泳導入收到了很好效果。藥物離子電泳導入，是在電場作用下透入皮膚，在脈衝電流的刺激下，按中醫辨證用藥，使病灶局部血管擴張，血液循環加快，達到活血化瘀，通絡止痛，補益肝腎，加速病理產物的吸收，促進損傷組織細胞的再生與修復，使變性的關節軟骨面和病灶生理曲度恢復，緩解被壓迫的神經、韌帶。藥物離子

---

[54] 武小妮等，〈中藥電泳離子導入法治療骨質增生 2100 例〉，《河北中醫》，1994，(5)：14。

電泳導入，操作簡便，療程短，療效高，無痛苦，無毒副作用，適應範圍廣，容易被患者接受。

5.骨增消痛液離子導入方[55]

藥物組成 鹿角片 15 克，狗脊、鹿銜草、仙靈脾、雞血藤各 20 克，紅花、千年健、川芎、白芷、炮甲、地鱉蟲各 10 克，白芥子、製乳沒各 6 克。

加減變化 頸椎增生者加桂枝 10 克，葛根 20 克；腰骶椎增生者加杜仲、川斷各 10 克；膝足跟增生者加川牛膝、防己各 10 克；兼風寒者加羌獨活、生草烏各 10 克；挾寒濕者加蒼白朮、生草烏各 10 克；見濕熱者本方去白芥子、仙靈脾，加忍冬藤 30 克，黃柏 10 克。

功　　效 補益肝腎，舒筋通脈，活血止痛。

適應病症 骨質增生。

用藥方法 將上藥加水 1500 ml，浸泡 2 小時左右，煮沸，繼予文火煮 1 小時，濾出藥液。再加水 1000 ml，煮沸後續煮 30 分鐘，濾出藥液。兩液混合煮沸後濃縮 30 分鐘，裝瓶置冰箱備用。根據增生部位，先用 TDP 照射 30 分鐘後，將加溫 40°C 藥液 20～30 ml 均勻灑在電極襯墊上，敷於患處，壓迫固定。再用電離子導入治療機治療 20～30 分鐘。每日 1 次，12 次為 1 療程，每療程間隔 1 週。

臨床療效 治療 35 例，其中治癒 12 例，顯效 20 例，好轉 1 例，無效 2 例，總有效率 94%。

經驗體會 骨質增生症為關節及軟骨的一種慢性退行性改變之疾病，屬中醫「骨痹」範疇。從其發病年齡及臨床表現症狀分析，以肝腎虧虛，經脈失養，痰瘀內著，經脈閉阻為其主要發病機理。風寒、寒濕、濕熱等外邪乘虛客襲也為不可忽視之病因。增生局部先用 TDP 照射，再用骨增消痛液導入治療，可緩解局部病痛，減少增生周圍軟組織的慢性滲出。藥液中的鹿角片、仙靈脾、鹿

⑤ 楊翠華，〈骨增消痛液離子導入治療骨質增生症 35 例〉，《陝西中醫》，1994，⑹：257。

衛草以補益肝腎固其本；千年健、雞血藤通經脈以濡筋骨；白芷、紅花、川芎、乳香、沒藥、白芥子活血化痰以行氣血；更以炮甲、地鱉蟲蠲痹止痛以消癥結。外邪客襲可隨兼症加減，全方攻補兼施，標本同治。配合 TDP 照射，兼有溫熱療法、中藥和低頻電治療的協同合作，故有較好的止痛、消腫、改善神經、關節、肌肉功能狀態的效果。

6.張氏中藥離子導入方[56]

藥物組成　當歸 200 克，草烏、天南星、乳香、沒藥、威靈仙、透骨草、延胡索、赤芍、地膚子、蛇床子各 150 克，川烏 100 克，乾薑、白芷、紅花、羌活各 50 克，馬錢子 10 克。

功　　效　通經活絡，化瘀止痛。

適應病症　骨質增生。

用藥方法　將上述藥物裝入煎藥容器內，加水濕沒藥面，浸泡 2 小時，提取 3 次（第 1 次沸後煎煮 2 小時，第 2 次 1.5 小時，第 3 次 1 小時），3 次煎液合併，靜置 24 小時，取上清液，濃縮至 1000 ml 分裝備用。治療前，將藥液加熱，浸濕 6 層紗布墊 2 塊，貼敷患處，將離子透入機直流電陰陽極置於紗布墊上，接通電源，每次 25 分鐘，每日 1 次，12 次為 1 療程。

臨床療效　830 例經治療 1～3 個療程，結果顯效（局部及肢體疼痛消失，局部伸屈及旋轉自如，直腿抬高試驗陰性）499 例，占 60.1%；有效（疼痛減輕，功能基本恢復）286 例，占 34.5%；無效（症狀、體徵無改善）45 例，占 5.4%；總有效率 94.6%。

經驗體會　近年來，治療骨質增生症多為口服藥和硬膏劑，中藥口服用量大，患者時有胃腸道不適，而且病痛患處藥物無法達到較高濃度，硬膏劑雖患處直接用藥，但普遍存在皮膚過敏反應。中醫認為本病與肝腎虧損、氣血虛弱、風

[56] 張曉岫，〈中藥離子導入治療骨質增生症 830 例〉，《安徽中醫學院學報》，1995，(1)：35。

寒濕痰積聚、氣滯血瘀四個方面因素有關。方中川烏、草烏、乾薑、馬錢子溫經通絡而止痛；威靈仙、透骨草、天南星、白芷、羌活祛風除濕而蠲痹；當歸、紅花、乳香、沒藥養血活血而散瘀；延胡索、赤芍養血行氣而舒經脈；蛇床子溫腎壯陽，為避免局部透入引起過敏而加地膚子祛風止癢，藥物有效成分通過離子導入可滲透皮膚，直達病所，發揮較好的治療作用。

7.孫氏中藥離子導入方[57]

藥物組成 川烏、赤芍、川芎、天南星、當歸、蒲公英各 30 克，威靈仙 60克，羌活、草烏各 10 克，沒藥、乳香各 30 克。

功　　效 祛風除濕，活血化瘀，通絡止痛。

適應病症 骨關節病。

用藥方法 將上藥水煎，得藥液備用。採用骨質增生治療機，行上述中藥離子導入。用上述藥液將棉墊浸濕，放於極性鋁板（夾在 28 層厚的濕紗布墊內）上，同時放於主要疼痛部位。接通電流，並調節至適當強度（一般 4～16 mA），以患者局部有針刺感覺並能忍受為宜。每次治療 20～25 分鐘，每日 1 次，每12 次為 1 療程，每療程休息 3 天。

臨床療效 治療 128 例，其中治癒 41 例，占 32.03%；顯效 65 例，占 50.78%；好轉 18 例，占 14.06%；無效 4 例，占 3.13%；總有效率 96.87%。

經驗體會 中藥離子導入採用中藥借助電流局部滲透，達到祛風除濕、活血化瘀、通絡止痛的目的，對治療骨痹、痛痹有顯著療效。方中川烏、草烏祛風除濕、溫通經絡、散寒止痛，為君藥；天南星燥濕化痰以除經絡中之痰濕，亦有止痛之效，為臣藥；佐以乳香、沒藥行氣活血；當歸、川芎、赤芍養血活血，祛風止痛，以化絡中之瘀血，使氣血流暢；威靈仙、羌活等藥能祛風除濕，通經活絡，可引諸藥直達病所，為使藥。諸藥合而用之則風寒濕邪與痰濁、瘀血

---

[57] 孫守忠等，〈中藥離子導入治療骨關節病 128 例〉，《中醫外治雜誌》，1996，(2)：15。

均能祛除，使經絡得通，疼痛可除，疾病可癒。

8.風痛透骨液⁵⁸

藥物組成　威靈仙、透骨草、三棱、莪朮、川芎、白芷、皂角刺、南星、地鱉蟲、炙乳香、炙沒藥、降香、馬錢子、羊蹄根、皮硝、冰片。

功　　效　活血化瘀，溫經通絡。

適應病症　骨性關節炎。

用藥方法　先將上藥煎成藥液。用時加濕，以厚絨布浸透後敷於患處。再用風痛骨刺電熱儀，將保溫帶包紮在外層後，外面再加壓沙袋。接通電源，選擇高、中、低檔鍵，根據病情需要及患者的自我感覺即時調節，防止燙傷。每次治療30～40分鐘，每日1次，12次為1療程。一般1～3個療程。

臨床療效　治療300例，顯效48例，有效242例，無效10例，總有效率達96.6％。

經驗體會　骨性關節炎是骨與關節的病變，大多數患者是由於年齡的增長，發生骨質疏鬆等退行性病變，少數患者是由於外傷、勞損等原因，引起骨與關節的增生性病變。由於增生的骨質壓迫鄰近的神經和血管，損傷軟組織，造成該神經和血管及其所支配部位的組織缺血、發炎、水腫，從而引起痠、麻、脹、痛及功能障礙為特徵的一系列臨床綜合徵。

透熱藥療法是根據《內經》「寒者熱之」和「熱因熱用」的治療原則而創立的，其機理是對人體有助陽通陰，溫通經絡，使氣血「得熱則行」的作用，正如《素問‧調經論》曰：「血氣者，喜溫而惡寒，寒則泣而不能流，溫則消而去之」。因為寒為陰邪，其性凝滯，而採用灸、熨、炳、蒸助陽退陰，以調和陰陽，使慢性痹證，漸次康復。筆者採用的活血化瘀、溫經通絡的透熱藥療外治法，熱熨的作用一方面是借火氣之熱力來溫通經絡，調和氣血，另一方面是藥

⑤⑧ 王天保，〈透熱藥療治骨性關節炎300例〉，《上海中醫藥雜誌》，1996，⑵：27。

物的溫通滲透作用如馬錢子、威靈仙、白芷、南星、川芎、地鱉蟲、冰片等辛溫、化瘀、軟堅、通絡之品加熱後起溫通、祛寒、解痙、鎮痛的作用，再加上電子磁場熱效應的滲透作用，三者相輔相成，能改善血液循環，增加組織器官的血氧供應，促使無菌炎症吸收及局限化，有利於消炎、止痛、消腫、解痙，增強新陳代謝，促使增生病變的軟化或吸收，從而達到祛瘀生新，通則不痛的目的。本方法簡便，副作用小，除個別患者有局部皮膚搔癢外，其餘未發現其他副作用。

9.中藥滲透方[59]

藥物組成 桑寄生、防風、乳香、沒藥、杜仲、秦艽、川芎、靈仙、桃仁、紅花、草烏、羌活、白芷各 15 克。

加減變化 頸椎骨質增生者加葛根 15 克，片薑黃 12 克；腰椎骨質增生者加川斷、狗脊各 12 克；膝關節及跟骨骨質增生者加川牛膝、鑽地風各 15 克。

功　　效 祛風散寒，活血化瘀，通絡止痛。

適應病症 骨質增生。

用藥方法 將上藥混合並加水 3000 ml，浸泡 2～4 小時，文武火交替煎至 1500 ml；用紗布濾出，第 2 煎加水 1000 ml，煎至約 600 ml，用紗布濾出後兩煎混合，分裝瓶內，放冰箱內備用。用時須加溫至 40℃，採用骨質增生治療機，用備好的藥液浸濕藥墊，放置所患部位，加電極板，蓋上 1 層塑膠薄膜，再加上砂袋壓緊，然後根據病情調節電流量及頻率，一般用 15～25 mA 的電流量，使患者皮膚有輕微的麻、刺感為宜，每次治療 30 分鐘，每日 1 次，10 次為 1 療程。若在治療過程中，有少數患者出現局部皮膚發紅、搔癢感，均屬正常現象，可用皮炎平霜等脫敏藥膏塗擦患處即癒。

臨床療效 治療 1000 例，其中顯效（疼痛、麻木消失，功能活動恢復正常）780 例，占 78%；好轉（疼痛緩解，臨床症狀減輕）210 例，占 21%；無效（治

---

[59] 趙莉，〈中藥滲透治療骨質增生 1000 例〉，《中國民間療法》，1997，(5)：35。

療前後症狀無明顯改善）10 例，占 1%；總有效率 99%。

經驗體會　骨質增生又稱骨刺、骨贅、增生性關節炎，多見於中老年人，為慢性退行性骨關節病。臨床上以頸椎、腰椎發病居多，病情頑固，纏綿難癒，多由腎虛感受風寒濕邪、慢性勞損、外傷等因素，導致氣血瘀滯，日久釀成瘀血所致，主要表現有頸、肩、背、腰、膝及足跟部疼痛，肢體麻木，活動障礙，久坐或陰雨天症狀更為明顯，活動後加重，通過電離子將藥液導入病變部位，起到了活血化瘀、祛風除濕、通絡止痛之效，進而緩解了肌肉痙攣，改善周圍神經、血管的緊張、刺激和壓迫，從而達到治癒疾病的目的。

㈣針灸療法處方[60]

取　　穴　主穴：頸、胸、腰骶部取相應雙側夾脊穴、八髎；膝部取內外膝眼；跟部取崑崙、照海。配穴：風寒偏盛者，配風池、腰陽關，用補法或灸法；氣滯血瘀者，取合谷、三陰交，用平補平瀉法；肝腎不足者，配肝俞、腎俞、太溪，用補法；氣血不足者，配脾俞、胃俞、足三里、氣海，用灸法；濕熱偏盛者，配陰陵泉、太衝、豐隆，用瀉法。

操作方法　選取暴露穴位而患者又感舒服的體位。用 1～1.5 寸毫針，病變局部穴位用「短刺法」，即慢進針，稍搖動其針而深入，得氣後，在骨的邊際處用上下輕提插法，以加強針感。留針 30 分鐘。間歇行同樣針法 2 次，配穴根據寒熱虛實施以相應手法。症狀較重者，每日針治 1 次；症狀較輕者，可隔日針 1 次。15 次為 1 療程。療程間歇為 7 日。

臨床療效

①療效標準

　　臨床治癒：經 1～2 個療程治療後，關節疼痛以及神經壓迫症狀消失，恢復

---

[60] 林秀芬，〈短刺法治療骨質增生症 216 例臨床觀察〉，《新中醫》，1994，(11)：29。

工作，隨訪半年未復發。顯效：經 1～2 個療程治療後，關節疼痛明顯消失，體徵明顯改善，能參加一般勞動，勞累時疼痛加甚。無效：經 3 個療程治療後，諸症無變化。

②治療效果

　　頸椎增生者 36 例，臨床治癒 15 例，顯效 10 例，好轉 7 例，無效 4 例。胸椎增生者 4 例，臨床治癒 1 例，顯效 2 例，好轉 1 例。腰椎增生者 129 例，臨床治癒 50 例，顯效 47 例，好轉 23 例，無效 9 例。膝骨增生者 45 例，臨床治癒 15 例，顯效 15 例，好轉 12 例，無效 3 例。跟骨增生者 2 例，顯效 1 例，好轉 1 例。在治療 216 例中，有效者 200 例，總有效率 92.6%。

經驗體會 本症屬中醫「骨痹」的範疇。其病變部位在骨與關節，多由肝腎虧虛、氣血不足、風寒濕邪侵入骨絡或跌仆閃挫、損傷骨絡，以致氣血瘀滯，運行不暢，不通則痛。從一般資料可以看出，女性患該病稍多於男性，並以中老年人為多見，骨質增生的部位以腰骶椎為多。臨床上，儘管病變部位不同，但其共同表現為病變部位關節疼痛，功能活動受限，局部壓痛等。因此，治則總以補腎健骨、扶正祛邪、活血化瘀、軟堅消腫、疏通經絡為要。筆者採用「短刺法」治療本病，是根據《內經》中的十二刺傳統手法演變而來。《靈樞·官針》曰：「短刺者，刺骨痹稍搖而深之，致針骨所，以上下摩骨也」。短，是接近（近於骨部）之意，此法是慢慢進針，稍搖動其針而深入，在骨的邊際處將針上下輕提插，用以治療骨痹等深部的疼痛。臨床觀察表明，以「短刺法」為主，刺骨痹，能針對病變部位，使「氣至病所」。同時，結合辨證配穴，體現了局部治療與整體治療相結合的原則，故療效滿意。

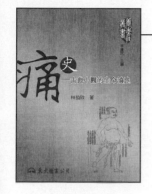

痛史：古典中醫的生命論述　　林伯欣／著

　　「痛」是人類共有的不愉快感覺與經驗，不僅包含肉體及精神上不同層面的感受，其性質、強度、範圍及持續時間也各異其趣。對患者而言，緩解痛的需求經常比治療原發疾病更加迫切，這是臨床上最具特色的難題之一。作者經由各種史料與文本的分析，探索歷史、文化及醫學相互影響之脈絡，並以較寬廣的角度審視古典中醫學裡「痛與生命」之間的各種關係。此外，更挖掘出不同時空背景下，時人身體觀與身體感的多樣性、面對身心病痛的感受與態度，及其對應的醫學理論與方法。本書除了解析「痛」的相關概念，亦同步探討古典中醫在先秦兩漢萌芽期牽涉的各種生命議題，以及逐漸成形的知識群對後世的影響。作者也以醫師的立場呼籲，中醫學的研究與臨床都應先從古典內涵起步，才有機會再創新。全書內容不僅具備專業的深度，也透露出作者對古典中醫學的熱情與信心。

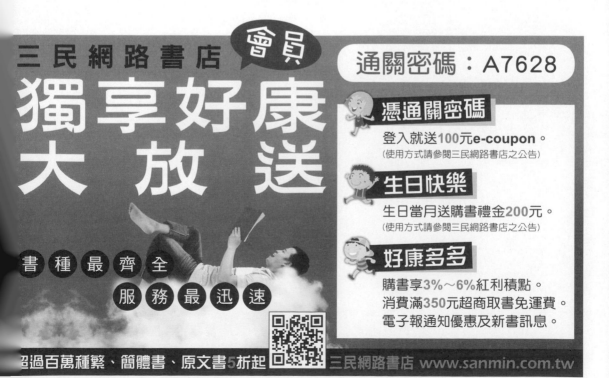

國家圖書館出版品預行編目資料

骨刺中醫論治／余明哲、范玉櫻主編；朱忠春等編
著.－－二版一刷.－－臺北市: 東大, 2020
　　　面；　　公分.－－（現代中醫論叢）

　　ISBN 978-957-19-3210-1 （平裝）
　　1. 中藥方劑學 2. 針灸 3. 骨骼

413.42　　　　　　　　　　　　　109004558

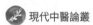 現代中醫論叢

骨刺中醫論治

主　　編	余明哲　范玉櫻
編著者	朱忠春　彭美鳳　陳國樹　陽光正
發行人	劉仲傑
出版者	東大圖書股份有限公司
地　　址	臺北市復興北路 386 號 (復北門市)
	臺北市重慶南路一段 61 號 (重南門市)
電　　話	(02)25006600
網　　址	三民網路書店 https://www.sanmin.com.tw
出版日期	初版一刷 2002 年 9 月
	初版二刷 2007 年 6 月
	二版一刷 2020 年 7 月
書籍編號	E410250
I S B N	978-957-19-3210-1

東大圖書公司